T0267853

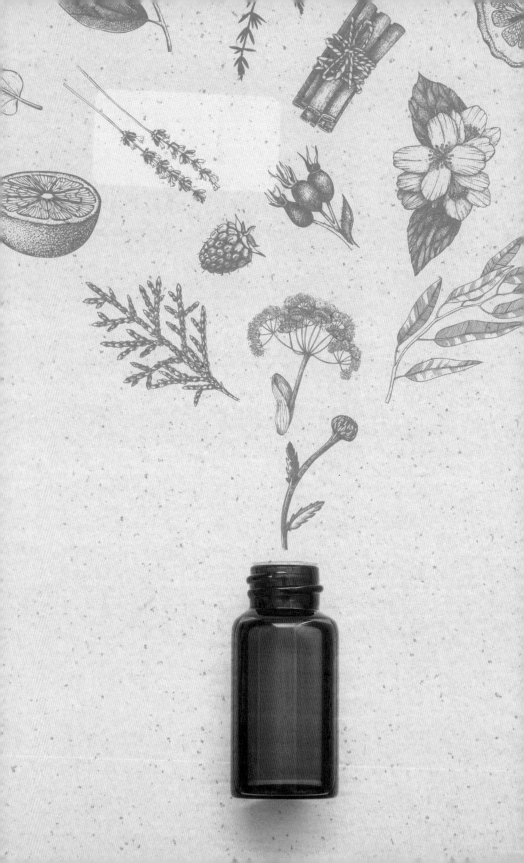

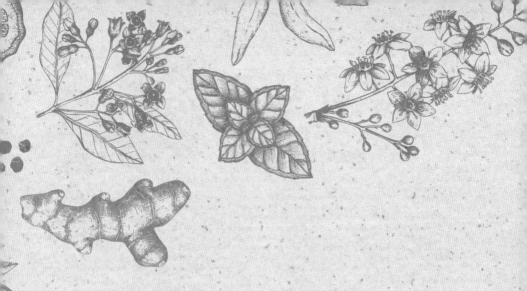

Aceites
ESENCIALES
Guía de
INICIACIÓN

Incluye 100 recetas con los
30 principales aceites

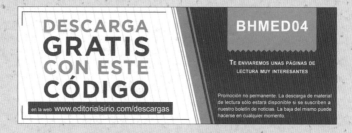

DESCARGA GRATIS CON ESTE CÓDIGO

en la web www.editorialsirio.com/descargas

BHMED04

TE ENVIAREMOS UNAS PÁGINAS DE LECTURA MUY INTERESANTES

Promoción no permanente. La descarga de material de lectura sólo estará disponible si se suscriben a nuestro boletín de noticias. La baja del mismo puede hacerse en cualquier momento.

Título original: The Beginner's Guide to Essential Oils
Traducido del inglés por Roc Filella Escolá
Diseño de portada: Editorial Sirio, S.A.
Maquetación: Toñi F. Castellón

© de la edición original
2019 de Althea Press, Emeryville, California

Publicado inicialmente en inglés por Althea Press, un sello de Callisto Media, Inc.

© de la foto de la autora
Brittany Carmichael

© de la presente edición
EDITORIAL SIRIO, S.A.
C/ Rosa de los Vientos, 64
Pol. Ind. El Viso
29006-Málaga
España

www.editorialsirio.com
sirio@editorialsirio.com

I.S.B.N.: 978-84-18531-92-7
Depósito Legal: MA-797-2022

Impreso en Imagraf Impresores, S. A.
c/ Nabucco, 14 D - Pol. Alameda
29006 - Málaga

Impreso en España

Puedes seguirnos en Facebook, Twitter, YouTube e Instagram.

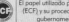

El papel utilizado para la impresión de este libro está **libre de cloro** elemental (ECF) y su procedencia está certificada por una entidad independiente, no gubernamental, que promueve la sostenibilidad de los bosques.

CHRISTINA ANTHIS

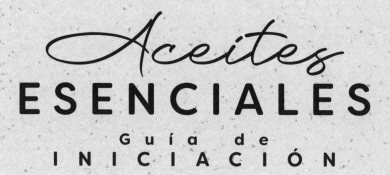

Aceites
ESENCIALES
Guía de
INICIACIÓN

**Incluye 100 recetas con los
30 principales aceites**

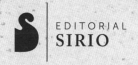

Editorial
SIRIO

A mi más entusiasta fan,
defensor y DJ personal.
¡Te quiero como de aquí
a Eris y vuelta, Clint!

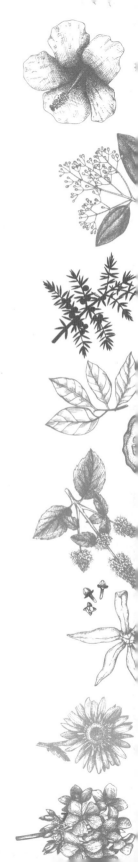

Índice

Tercera parte. Recetas y aplicaciones 99

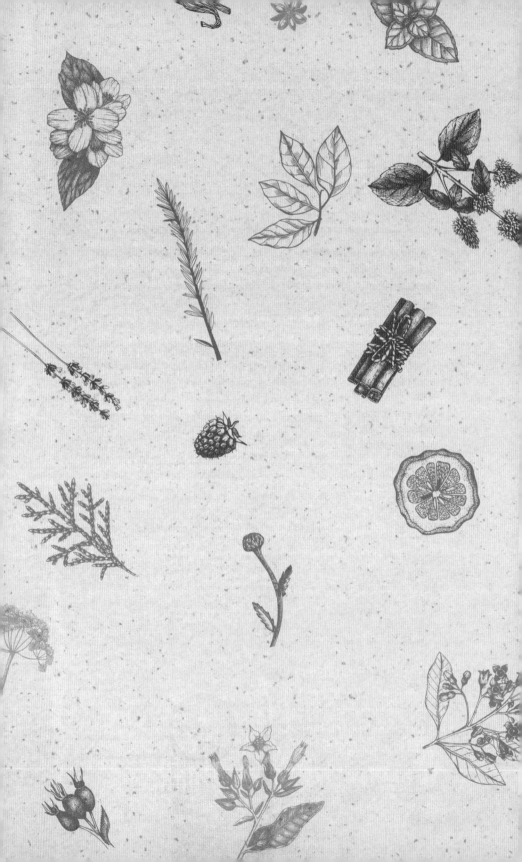

Introducción

EN MI INFANCIA FUI UNA NIÑA EXTROVERTIDA Y DECIDIDA, y me encantaba meterme en todo. Esta realidad cambió cuando a los diez años me diagnosticaron escoliosis y pasé por varias operaciones de la médula espinal. De repente, los hospitales se convirtieron en mi casa fuera del que era mi hogar y los médicos pasaron a ser mis profesores y amigos.

Fui creciendo sin que por ello remitieran los problemas de salud. Vivía casi constantemente con neuralgia, narcolepsia y enfermedades crónicas debidas a mi deficiente sistema inmunitario, y estaba tan centrada en ocuparme de cada una de mis dolencias que me olvidé de atender al conjunto de mi cuerpo. Al final, decidí buscar maneras de romper el círculo y mantener un estilo de vida más saludable.

Mis estudios sobre dieta y nutrición me encaminaron hacia la medicina herbaria y los aceites esenciales. Cuanto más leía sobre los múltiples usos de las plantas medicinales, mayor era mi interés por saber más sobre ellas. Me sorprendió darme cuenta de que muchas de nuestras medicinas actuales derivan directamente de las plantas, por lo que decidí llevar mi formación sobre hierbas medicinales y aromaterapia al siguiente nivel, para lo cual me matriculé en diversos cursos oficiales que me enseñaron la historia y la ciencia de la medicina herbaria o fitoterapia.

Recuerdo la primera vez que oí hablar de los aceites esenciales y descubrí que eran mucho más que unas agradables fragancias. Como las hierbas de las que se destilan, los aceites esenciales se han usado con muy diversos fines a lo largo de la historia, desde la medicina herbaria y los productos cosméticos naturales hasta la limpieza de la casa y el control de las plagas del jardín.

Con el tiempo, también observé que cuando utilizaba aceites esenciales, la salud de mi familia mejoraba de forma espectacular. Los resfriados estacionales, las infecciones sinusales, las alergias e incluso la gripe dejaban de acudir a casa con la frecuencia con que solían hacerlo. Y cuando se presentaban, pocas veces se quedaban demasiado tiempo. Estábamos más sanos que nunca, y pasaban meses sin que apareciera dolencia alguna. Además, todos dormíamos mejor, y mi hijo y yo vimos cómo mejoraban nuestros síntomas del trastorno de atención con hiperactividad.

Todo se debía a la aromaterapia, la fitoterapia y los aceites esenciales, y me entusiasma compartir estos conocimientos con el mundo en mi blog –www.TheHippyHomemaker.com (en inglés)– y en este libro.

PRIMERA PARTE

Empezamos

Los aceites esenciales han cerrado durante siglos la brecha entre la medicina antigua y la ciencia moderna, y hoy estamos descubriendo que pueden hacer mucho más de lo que jamás hubiéramos imaginado.

En esta parte explicaré cómo funcionan los aceites esenciales, qué provecho les puedes sacar y cómo usarlos de manera segura en casa y en tu entorno familiar. También te introduciré en el maravilloso mundo de la aromaterapia.

En la segunda parte profundizaré en el estudio de los treinta aceites esenciales que más se suelen utilizar, sus perfiles de seguridad y sus muchos usos. Por último, en la tercera parte daré cien recetas y aplicaciones para que puedas poner en práctica tus nuevos conocimientos.

Ya sea que acabes de iniciar el viaje por el mundo de los aceites esenciales o que ya lleves años utilizándolos, espero que este libro esté presente como un instrumento valioso y de fácil uso en el estante de tu biblioteca que tengas reservado a la salud natural.

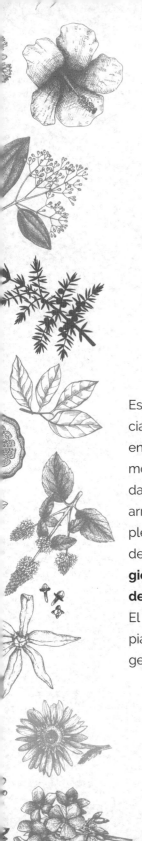

CAPÍTULO 1

Introducción a los aceites esenciales

Es posible que estés familiarizado con los aceites esenciales y sus usos en los tratamientos de los balnearios y en la perfumería, pero ¿sabías que tienen otros muchísimos usos? Los aceites esenciales pueden esterilizar heridas, tratar infecciones, aliviar las congestiones, eliminar arrugas y limpiar la casa. Cada aceite es una mezcla compleja de ingredientes químicos con una amplia diversidad de aplicaciones y propiedades **antibacterianas, antifúngicas, antiinflamatorias, digestivas, analgésicas y antidepresivas** (entre otras).

El uso de los aceites esenciales, incluida la aromaterapia, reporta muchos beneficios y facilita que seas tú quien gestione tu propia salud y tu bienestar.

¿Qué son los aceites esenciales?

¿Te has detenido alguna vez a oler una rosa? Esa sutil fragancia que el aire hace que te suba por la nariz es un aceite esencial en su forma más delicada. Los aceites esenciales son compuestos aromáticos volátiles que las plantas producen para protegerse, adquirir el aroma que las distingue y contribuir a la polinización. Cuando se inhalan, estos compuestos aromáticos pueden estimular en gran medida las funciones curativas naturales del cuerpo.

Cómo se obtienen los aceites esenciales

Los aceites esenciales se obtienen extrayendo las esencias aromáticas de las flores, las hojas, las hierbas, los frutos, las raíces y los árboles. Algunos requieren más materia vegetal que otros para extraer una pequeña cantidad de aceite; de ahí que los precios puedan variar. Existen varios sistemas para extraer los aceites esenciales, dependiendo de la parte de la planta que se utilice.

Destilación a vapor. El método de extracción más común es la destilación a vapor, con la que los aceites esenciales se obtienen hirviendo materia vegetal en un recipiente hermético. El vapor, que es una mezcla de aceite esencial e hidrosol, asciende y fluye por un tubo hasta un condensador, donde se enfría. A continuación los aceites esenciales que flotan en el hidrosol se cuelan y embotellan.

Prensado en frío. El prensado en frío es el método de extracción más fácil y económico, y solo se utiliza con la piel de los cítricos, que se muele o corta en trozos para después prensarla o pincharla para extraer el agua y los aceites esenciales, que se separan y a continuación se recogen y cuelan de la superficie. Hay que hacerlo con mucho cuidado ya que, debido a su composición química, muchos aceites esenciales de cítricos que se prensan en frío en vez de destilarlos a vapor pueden provocar sarpullidos o quemaduras en la piel cuando esta se expone al sol (una reacción llamada *fotosensibilización*).

Extractos absolutos y de CO$_2$. La extracción solvente se utiliza cuando la fragilidad de la materia vegetal no permite destilarla. En la extracción solvente se utiliza menos cantidad de la planta, por lo que se suele usar para elaborar los aceites esenciales más asequibles de flores delicadas como el jazmín y la rosa. Si no te puedes permitir aceites más caros, las versiones absolutas funcionan igual de bien y poseen muchas de las mismas propiedades curativas que los aceites esenciales destilados a vapor.

El uso del aceite esencial a lo largo de los años

Alguien podría pensar que los aceites esenciales son una novedad moderna en el campo de la salud; sin embargo, cuentan con varios siglos de historia. Los estudios demuestran que el uso de aceites aromáticos se remonta a aproximadamente el año 2500 a. C. en Egipto, donde se utilizaban en la cosmética, la medicina, la religión y el revolucionario proceso de embalsamamiento.

Por la misma época, los médicos indios empleaban aceites aromáticos en la medicina ayurveda, un antiguo sistema de medicina basado en gran parte en tratamientos elaborados con hierbas y plantas que aún hoy se siguen usando en la India.

Otras muchas culturas antiguas, incluidas la griega, la romana y la china, dejaron constancia del uso de aceites aromáticos en medicina, cosmética y el cuidado de la casa. También en la Biblia se habla al menos de doce diferentes aceites esenciales, entre ellos los de madera de cedro, incienso, abeto, canela, mirra, mirto y espiga de lavanda.

Durante la Edad Media, el uso de los aceites esenciales se extendió por Europa, donde la Iglesia católica decretó que la utilización

de hierbas y aceites aromáticos era «brujería». Muchos historiado-
res piensan que los monjes benedictinos, que cultivaron los primeros huertos y jardines farmacológicos, mantuvieron viva en secreto
la medicina herbaria pese al peligro de que fueran perseguidos
por ello.

Usos y estudios modernos

El uso de los aceites esenciales y las hierbas decayó en la Edad Media, pero
en el siglo XIX la mayoría de los manuales de medicina se referían a ellos en
términos similares a los de los fármacos. Sin embargo, no fue hasta 1910
cuando la ciencia moderna realmente empezó a darse cuenta de sus propiedades curativas. El renombrado químico y perfumista francés René-
Maurice Gattefossé sufrió quemaduras químicas en las manos debido a
una explosión que se produjo en su laboratorio, unas quemaduras que le
provocaron una infección bacteriana potencialmente fatal llamada «gan-
grena gaseosa». Conocía las propiedades químicas y curativas del aceite
esencial de lavanda, así que se lo aplicó a las úlceras necróticas y el tratamiento de la infección fue todo un éxito.

Gattefossé siguió con sus investigaciones y utilizó sus conocimientos de los aceites esenciales para tratar a soldados heridos durante la Primera Guerra Mundial. En su libro *Aromathérapie*, publicado en 1837, apa-
reció por primera vez impresa la palabra *aromaterapia*.

Aunque la fama de los *aceites esenciales* se extendió por toda Europa
en los primeros años del siglo XX, los médicos occidentales no reconocie-
ron de verdad sus beneficios medicinales hasta después de la Segunda
Guerra Mundial, cuando Jean Valnet, médico y cirujano militar, usó di-
chos aceites para tratar a sus pacientes. Testigo directo de sus propiedades curativas, Valnet dedicó su vida al uso medicinal de los aceites esenciales y escribió obras de referencia sobre aromaterapia.

A partir de entonces, la valoración de los aceites esenciales y de su
importancia no ha dejado de aumentar en la medicina occidental, y hoy los
expertos creen que nuestros antepasados seguramente sabían de medicina más de lo que inicialmente se pensaba. En 1977, Robert Tisserand, uno
de los principales especialistas del mundo sobre la ciencia y la seguridad

en el uso de los aceites esenciales, publicó *El arte de la aromaterapia*,* con el que atrajo la atención del público hacia el uso de los aceites esenciales. Su libro siguiente, *Essential Oil Safety* [La seguridad (en el uso) de los aceites esenciales], estableció los estándares industriales para un uso seguro y práctico de los aceites esenciales y fue la primera reseña sobre las interacciones entre los aceites esenciales y los fármacos. Con cerca de cuatro mil citas, este extenso libro contiene datos sobre los componentes de los aceites esenciales que actualmente no se pueden encontrar en ninguna otra parte.

En los últimos cincuenta años, se han realizado cientos de estudios sobre el potencial curativo de los aceites esenciales y el mundo empieza a apreciar los muchos beneficios de su uso en combinación con la medicina moderna. Varios estudios recientes, por ejemplo, señalan que los aceites esenciales, utilizados con antibióticos convencionales, podrían contribuir a combatir la resistencia a los antibióticos. Se han estudiado las propiedades antibacterianas de varios aceites esenciales –entre ellos, los de orégano, tomillo, eucalipto, árbol de té, canela y lavanda– por sus efectos inhibidores en cepas comunes de bacterias como los estreptococos, los estafilococos y la *E. coli*, y con algunos de estos aceites se han conseguido éxitos importantes.

Estudios recientes demuestran que aceites esenciales como los de jengibre, menta y hierbabuena son muy efectivos para tratar problemas digestivos de niños y adultos, incluidos el síndrome de intestino irritable, las náuseas y otras dolencias gastrointestinales. Las investigaciones apuntan también a que la aromaterapia puede ayudar a equilibrar la salud emocional. Está demostrado que los aceites esenciales de lavanda, naranja dulce y hoja de laurel alivian los síntomas de ansiedad, estrés, trastorno de déficit de atención con hiperactividad (TDAH), trastorno por estrés postraumático (TEPT) y depresión.

Muchos aceites esenciales son completamente seguros si se utilizan siguiendo las debidas directrices, pero, a diferencia de los fármacos y los suplementos herbarios, todavía no están regulados por la FDA (Administración de Alimentos y Medicamentos estadounidense). Creo que, a medida que avance la ciencia de la aromaterapia, los aceites esenciales acabarán por formar parte integral de la medicina moderna. No hacemos sino reaprender lo que muchos de quienes nos precedieron ya sabían: los

---

* Ediciones Paidós, 2016.

aceites esenciales son unas potentes herramientas que podemos utilizar para mejorar nuestra salud y nuestras vidas.

¿Qué es la aromaterapia?

Muchos dan por supuesto que la aromaterapia tiene que ver exclusivamente con los perfumes y los masajes, pero estos son solo una pequeña parte de su magia curativa. Si sientes curiosidad por cómo un aceite esencial puede aliviar el estrés o ayudar a dormir mejor por la noche, no eres el único. Es una pregunta muy habitual, y la respuesta empieza por comprender cómo los aceites esenciales entran en tu cuerpo.

La aromaterapia implica el uso de aceites esenciales para favorecer la salud mental y el bienestar físico. Se cree que actúa estimulando los receptores olfatorios de la nariz, los cuales envían después, a través del sistema nervioso, mensajes al sistema límbico (la parte del cerebro que controla las emociones).

Cuando se usan para la aromaterapia, los aceites esenciales pueden entrar en tu cuerpo de tres maneras:

Tópica: aplicar aceites esenciales a la piel es un sistema popular. La aplicación tópica se usa habitualmente para curar cortes, rasguños, quemaduras, eccemas, acné y otros problemas. También se pueden usar como ungüento pectoral para aliviar la tos y la congestión, como aceite para masajes destinados a mitigar los dolores musculares, como bálsamo calmante para los calambres menstruales y para otros problemas de la piel y los músculos. La aplicación tópica suele ser la forma más lenta de introducir los aceites esenciales en el flujo sanguíneo, dependiendo del grosor de la piel y su grado de disolución en un aceite portador (ver la página 28) para evitar efectos secundarios.

Oral: algunos aceites esenciales, como los de canela, clavo, menta, sándalo y eucalipto, se consideran seguros para su uso oral. Esta aplicación puede ser eficaz para trastornos digestivos, problemas del sueño e infecciones del tracto urinario, pero *solo* cuando así lo prescriba un profesional médico cualificado y con las preceptivas credenciales clínicas para la práctica de la aromaterapia. Los aceites esenciales que se ingieren pueden ser dañinos para el cuerpo si no se toman con las debidas precauciones y los profesionales médicos suelen limitar su uso para tratar enfermedades infecciosas que requieran unas dosis elevadas. Ten en cuenta que algunos aceites esenciales contienen toxinas perjudiciales y nunca se deben tomar por vía oral.

Inhalación: la inhalación es la forma más rápida de que los aceites esenciales lleguen al cerebro o los pulmones (o a ambos); de ahí que sea uno de los sistemas de aromaterapia más efectivos y populares. Se utiliza de forma habitual para infecciones del tracto respiratorio, las alergias, las jaquecas, el asma, la prevención de enfermedades, la depresión, la fatiga, las náuseas, el insomnio, el síndrome de abstinencia de la nicotina, el TDAH y el TEPT.

El sentido del olfato es uno de los sentidos primarios del cerebro humano. Lo que experimentamos como un olor ocurre cuando las neuronas de la nariz detectan moléculas liberadas por sustancias de nuestro alrededor. Estas moléculas estimulan los receptores de las neuronas, que envían mensajes al cerebro e identifican el olor.

Giovanni Gatti y Renato Cajola, investigadores italianos, demostraron ya en 1923 el efecto que el olor produce en el sistema nervioso central, incluidas la respiración y la presión sanguínea. Estudios posteriores han demostrado que los olores producen efectos psicológicos y fisiológicos instantáneos, influyendo así en sentimientos como la atracción y la repulsión. Los aceites esenciales funcionan de igual modo. De hecho, la inmobiliaria Realtor sabe que el olor a vainilla al enseñar una vivienda puede hacer que el posible comprador se sienta «como en casa».

Conviene señalar que los aceites esenciales son diferentes de los aceites herbarios infusionados (también conocidos como aceites macerados). Un aceite herbario infusionado es un aceite portador obtenido directamente por la infusión de materia vegetal que normalmente solo porta una fragancia muy suave, casi inapreciable. En cambio, los aceites esenciales son esencias aromáticas altamente concentradas destiladas o prensadas en frío hasta obtener un aceite volátil que se evapora con facilidad. Los aceites herbarios infusionados solo requieren una pequeña cantidad de la planta en cuestión, mientras que los aceites esenciales necesitan una cantidad exponencialmente mayor de materia vegetal para obtener una pequeña cantidad de producto. Por ejemplo, se considera que una gota de aceite esencial de menta equivale más o menos a veintiocho tazas de té de menta.

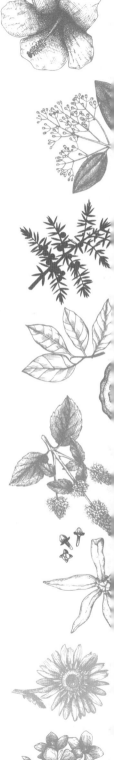

CAPÍTULO 2

Cómo usar los aceites esenciales

Es posible que al principio te sientas desconfiado, pero para usar los aceites esenciales no es necesario ser médico, químico ni aromaterapeuta acreditado. Con un poco de orientación, cualquiera puede aprender a incorporar los aceites esenciales a su vida diaria de forma segura. En este capítulo, voy a exponerte los principios básicos del uso de los aceites esenciales. Trataremos cuestiones como la calidad del aceite, su almacenamiento, las prácticas seguras, la dilución y las aplicaciones. También he incluido información sobre las herramientas y el equipamiento que vas a necesitar para emprender tu viaje por la aromaterapia.

La calidad del aceite

La calidad del aceite es una de las cuestiones más importantes que debe considerar el aromaterapeuta, un tema que, en el caso de Estados Unidos, puede ser delicado debido a una información errónea y unos términos confusos, como pueden ser: *grado terapéutico puro certificado* o *grado terapéutico cien por cien puro*. Hay que señalar que muchos aceites esenciales son seguros si se utilizan como se debe, pero no están regulados por la FDA. La Asociación Francesa de Normalización, Organización y Regulación, que determina los estándares de calidad de los aceites esenciales, tampoco contempla ningún sistema de gradación ni clasificación que incluya un «grado terapéutico».

Cuando intentes encontrar la marca que te conviene, las que siguen son algunas preguntas sobre las empresas de aceites esenciales y sus productos:

¿Qué dice la etiqueta? La etiqueta es uno de los elementos más importantes que hay que considerar al comparar marcas de aceites esenciales. Una etiqueta de aceite esencial de calidad debe contener el nombre oficial de este, su nombre en latín (si se trata de un solo aceite) y los ingredientes (debe haber un aceite esencial solo o la lista de los aceites que se hayan mezclado). Ha de decir también si es un aceite puro o si está diluido con un aceite portador e incluir información sobre cómo usarlo de forma segura. No compres aceites de empresas que no etiqueten sus aceites esenciales como corresponde; es posible que sean aceites rebajados con sustancias químicas más económicas, diluidos con un aceite portador o que contengan una especie de planta completamente distinta.

¿Cómo van embotellados los aceites esenciales? Estos aceites son corrosivos para la mayoría de los tipos de plástico y empiezan a cambiar en el momento en que se abre la botella. El oxígeno, la luz del sol y el calor acortan su vida y su eficacia. Lo mejor es no comprar marcas cuyos aceites vayan en botellas de plástico y/o transparentes. Los aceites esenciales de mejor calidad los encontrarás envasados en botellas de vidrio de color ámbar o azul.

¿Son aceites esenciales de especies de plantas en peligro de extinción? Hay unas pocas empresas que recogen y venden aceites esenciales de plantas que están en peligro de extinción. Infórmate de dónde procede el aceite esencial, si es de una de esas plantas «en peligro» y si el proveedor intenta venderte un producto por otro o de inferior calidad.

¿Se promueve un uso no seguro? Muchas empresas estadounidenses de aceites esenciales fomentan prácticas inseguras a través de sus distribuidores, sus webs y blogs, y la propia etiqueta del producto. Para poder ejercer de aromaterapeuta, hay que cumplir una serie de normas de seguridad. Algunas prácticas inseguras son la ingesta y el uso de aceites no diluidos. Ten también en cuenta que Raindrop Techniques, AromaTouch y técnicas similares que aplican aceites no diluidos directamente a la piel están prohibidas por la Alianza de Aromaterapeutas Internacionales. Evita comprar aceites esenciales de empresas que fomenten estas prácticas inseguras.

¿Tienen un precio exagerado o el precio de mercado? El precio puede ser otro factor que debes considerar al comprar aceites esenciales. Es normal que los precios varíen, pero muchas empresas, en especial las que emplean estrategias de *marketing* multinivel, encarecen sus aceites esenciales. La obtención de aceites esenciales mediante la destilación a vapor de determinadas flores delicadas, como la rosa, el jazmín, la manzanilla o la siempreviva, es cara. Otros aceites esenciales más habituales, como el de lavanda, se venden a menudo a un precio que como mínimo dobla su valor de mercado real.

Almacenamiento

Los aceites esenciales tienen propiedades antibacterianas y fungicidas que impiden que enmohezcan, pero tienen un tiempo de caducidad. La exposición al oxigeno, la luz y el calor puede acortar la vida de tus aceites esenciales. Cuando se exponen a cualquiera de estos tres elementos, su química cambia, y se considera que están oxidados o «caducados». Un buen almacenamiento es fundamental para proteger tus aceites esenciales y maximizar su vida útil. Con una manipulación y un almacenamiento adecuados, los aceites esenciales pueden durar entre dos y cinco años, dependiendo del aceite en cuestión.

Ten los aceites esenciales siempre herméticamente cerrados. Para evitar la oxidación, asegúrate siempre de cerrar herméticamente el frasco del aceite esencial cuando no lo estés utilizando. No uses para los aceites esenciales botellas con tapas cuentagotas porque no cierran herméticamente y el aceite acabará por deteriorar la arandela de goma.

Deja siempre los aceites esenciales lejos de la luz. Los aceites esenciales se han de guardar en botellas de vidrio de color ámbar o azul para protegerlos de los rayos ultravioletas. Además, para evitar que les dé la luz, hay que guardar las botellas en un armario o una caja tapada, preferiblemente con compartimentos para transportar los aceites por separado.

Mantén fríos los aceites esenciales. Guarda los aceites esenciales en un sitio oscuro y fresco para evitar los efectos dañinos del calor. Cuanto más fresco, mejor. Yo los almaceno en un armario, pero también se pueden guardar en la nevera. Algunos entusiastas incluso se han hecho con minineveras para sus aceites.

Practicar la seguridad

La seguridad en el uso de los aceites esenciales es uno de los temas más importantes de todo el libro. Muchos presumen que los aceites esenciales, dado que son naturales, no tienen efectos secundarios ni provocan lesiones o reacciones adversas. No es así. Si no se usan correctamente, pueden causar sarpullidos y quemaduras en la piel, lesiones en la boca y la garganta, úlceras de estómago y daño hepático. Todo ello se puede evitar si se siguen las directrices sobre el uso seguro de los aceites esenciales.

La dilución

Todo lo fundamental respecto a la seguridad en el uso de los aceites esenciales tiene que ver con la dilución. Los aceites esenciales son extractos altamente concentrados que no se disuelven en el agua ni se deben usar directamente sobre la piel. Es importante diluirlos con un aceite vegetal portador. En este mismo capítulo (página 33) encontrarás información más detallada sobre la dilución.

La ingestión interna

La ingestión tiene su sitio en la aromaterapia, pero el usuario medio nunca debe probarla en casa. Como ocurre con cualquier otro fármaco sintético fuerte, los aceites esenciales solo se deben ingerir bajo la supervisión de un aromaterapeuta o profesional médico certificado. Ingerir varias gotas de un aceite esencial a diario puede dañar el hígado, los riñones, el estómago y los intestinos, y provocar un fallo orgánico.

Los profesionales médicos partidarios de la vía oral tratan con frecuencia enfermedades infecciosas que requieren dosis elevadas, según Tisserand, coautor de *Essential Oil Safety*. Dice que solo los profesionales que están «cualificados para diagnosticar, formados para sopesar los riesgos y los beneficios y que tienen conocimientos de farmacología deberían prescribir aceites para su administración oral».

La fototoxicidad

Algunos aceites esenciales no se deben usar sobre el cuerpo antes de exponerse al sol o tumbarse en una cama bronceadora, ya que pueden provocar una reacción fototóxica, que se produce cuando determinados elementos químicos presentes en los aceites se juntan con el ADN de la piel y reaccionan con la luz ultravioleta, de modo que matan las células y provocan daños en los tejidos. En otras palabras, si te aplicas determinados aceites esenciales cítricos prensados en frío a la piel, es posible que, debido a la exposición al sol, te provoques un sarpullido rojizo o alguna quemadura en torno a la zona donde lo hayas aplicado. El uso tópico de estos aceites no requiere una gran cantidad para que se produzca una reacción, mientras que otros se pueden usar en pequeñas cantidades sin ningún problema.

ACEITES ESENCIALES CÍTRICOS FOTOTÓXICOS

❖ Bergamota.

❖ Limón (prensado en frío).

❖ Naranja amarga (prensado en frío).

❖ Lima (prensado en frío).

- Naranja clementina.
- Hoja de mandarino.
- Pomelo.

ACEITES ESENCIALES CÍTRICOS NO FOTOTÓXICOS

- Bergamota (si no contiene furanocumarina, también conocida como bergapteno).
- Lima (destilado a vapor).
- Limón (destilado a vapor).
- Mandarina.
- Hoja de limón. (Nota: Es un aceite distinto del de piel de limón, llamado simplemente *aceite esencial de limón*).
- Hoja de naranjo.
- Naranja dulce.
- Tangelo.

El embarazo

Comadronas, parteras, enfermeras y futuras madres llevan años utilizando aceites esenciales, y los estudios al respecto demuestran que estos no provocan ningún daño a la madre ni al bebé. Si se usan debidamente, muchos aceites esenciales son seguros durante el embarazo y pueden ayudar a la futura madre ante síntomas difíciles. Los aromaterapeutas coinciden en que durante los cuatro primeros meses de embarazo conviene evitar la mayoría de los aceites esenciales, que, en cambio, se pueden usar con moderación y total seguridad durante el resto de la gestación siguiendo estas directrices:

Antes de utilizar los aceites esenciales, diluirlos con un aceite portador. La dilución no debe exceder del uno por ciento o nueve gotas de aceite esencial por 30 mililitros (dos cucharadas) de aceite portador. Esta dilución puede variar según el aceite esencial de que se trate, por lo que debes asegurarte de que te ciñes a la dilución máxima recomendada para cada aceite con el fin de evitar irritaciones.

Limitar la difusión. El difusor solo debe estar en marcha entre diez y quince minutos seguidos. Las mujeres embarazadas son más sensibles a la sobreexposición a los aceites esenciales, y un uso prolongado del difusor puede provocar jaquecas, náuseas y mareos.

Reducir cuanto sea posible el uso diario. Lo mejor es usar los aceites esenciales únicamente cuando los necesites.

Los bebés y niños pequeños

Del mismo modo que en el embarazo, hay que extremar las precauciones cuando se apliquen aceites esenciales a bebés y niños pequeños o se manipulen en su presencia. Los aceites esenciales no se deben usar con niños de tres meses o menos, porque estos tienen la piel más sensible y menos capaz de combatir las reacciones adversas que la de los niños de mayor edad y los adultos. Hay que tener aún más cuidado con los bebés prematuros y evitar el uso del aceite esencial hasta tres meses después de la fecha en que deberían haber nacido. Muchos aceites esenciales (no todos) se pueden emplear en bebés y niños de tres meses o mayores ateniéndose a las siguientes orientaciones:

❖ Introducir poco a poco los aceites de uno en uno para observar cualquier posible reacción adversa.

❖ Antes de su aplicación tópica, diluye siempre los aceites esenciales con un aceite portador. La dilución puede variar para cada aceite, por lo que debes asegurarte de no exceder el máximo de dilución recomendada para cada aceite para evitar irritaciones.

- En el caso de bebés de entre tres y seis meses, la dilución no debe exceder del 0,1 % o una gota de aceite esencial por 30 mililitros (dos cucharadas) de aceite portador.
- Con bebés de entre seis y veinticuatro meses, la dilución no debe exceder del 0,5 % o cuatro o cinco gotas de aceite esencial por 30 mililitros de aceite portador.
- Con niños de entre dos y seis años, la dilución no ha de exceder del uno por ciento o nueve gotas de aceite esencial por 30 mililitros de aceite portador.
- Con niños de seis años o más, la dilución no ha de exceder del dos por ciento o dieciocho gotas de aceite esencial por 30 mililitros de aceite portador.

❖ Los niños menores de doce años nunca deben ingerir aceites esenciales.

❖ Nunca hay que aplicar aceites esenciales a ninguna parte de la cara de los niños. Los vapores de los aceites son demasiado fuertes para los bebés y los niños pequeños.

Todo lo que necesitarás para empezar

Si acabas de empezar con la aromaterapia, querrás disponer de unos pocos elementos para elaborar fácilmente muchos de los remedios que se explican en este libro. Básicamente solo necesitas dos ingredientes para empezar a usar los aceites esenciales, pero es previsible que quieras algunas otras herramientas y más equipamiento para todas tus creaciones esenciales.

A continuación tienes una lista de provisiones básicas, además de otros ingredientes para todas las recetas que se explican en este libro.

Ingredientes necesarios para empezar a utilizar aceites esenciales

Aceites esenciales. Son los ingredientes más importantes de este libro. Los puedes encontrar fácilmente *online* y en tiendas especializadas o farmacias. En la segunda parte hablo del perfil de treinta aceites esenciales para que puedas conocer mejor cada uno de ellos. Te aconsejo que, antes de comprar, leas estos perfiles y selecciones aquellos que quieras utilizar.

Aceites portadores. La dilución es fundamental para un uso seguro del aceite esencial. El sistema más seguro y fácil de diluir aceites esenciales para aplicaciones tópicas es mezclarlos con un aceite portador. A diferencia de los esenciales, estos aceites vegetales (muchos de los cuales es posible que ya los tengas en tu despensa) se usan para «portar» los aceites esenciales a la piel y conseguir una mejor absorción. En la segunda parte de este libro adquirirás mayores conocimientos sobre los aceites portadores más populares.

Instrumentos necesarios para empezar a usar aceites esenciales

Difusores. Es imprescindible que dispongas de un buen difusor en casa. Entre los diferentes tipos de difusores de aromaterapia que existen en el mercado, yo prefiero los ultrasónicos, que utilizan las vibraciones ultrasónicas para transformar los aceites en vapor de agua y esparcirlo por el aire. Otros tipos son los nebulizadores, los evaporadores y los difusores de calor. Mi recomendación es un difusor que se pueda programar para así evitar la sobreexposición. Asegúrate de limpiar el difusor como te indiquen las instrucciones; pasarles un pañuelo de papel después de cada uso puede evitar que los aceites cítricos provoquen alguna erosión.

Inhaladores de aromaterapia. Aunque solo te puedas permitir botellas *roll-on* e inhaladores de aromaterapia, tendrás cubierta la mayoría de tus necesidades tópicas y de inhalación. Son frascos económicos y fáciles de encontrar, además de discretos. Los puedes llevar en la cartera o el bolsillo.

Botellas *roll-on* de vidrio (10 ml). Las botellas *roll-on* convierten la aplicación tópica en una brisa balsámica. Siempre tengo una buena provisión de este tipo de envases en casa.

Botellas de vidrio oscuro para aceites esenciales. Cuando mezcles aceites esenciales no diluidos necesitarás botellas vacías. Las puedes comprar fácilmente *online*, pero yo prefiero ahorrarme dinero (y cuidar el medioambiente), por lo que reciclo mis botellas de aceites esenciales. Basta con que las llenes con sales de Epsom para eliminar cualquier residuo y después las enjuagues bien.

Envases para almacenamiento. Vas a necesitar todo tipo de envases para guardar tus creaciones. Te sugiero latas de metal reciclado que se puedan apilar, tarros de vidrio, aerosoles, botellas con dispensador y tarros de velas vacíos. No olvides esterilizar los materiales reciclados antes de darles un nuevo uso. Yo los suelo colocar en el lavavajillas.

Cuencos de vidrio. Los aceites esenciales son cáusticos y pueden degradar el plástico. Yo los he utilizado para quitar la pintura de envases reciclados. Mi consejo es que para hacer mezclas emplees cuencos de vidrio. Con los aceites esenciales también se pueden usar cuencos de metal, pero conviene evitarlos si la receta contiene arcilla de bentonita, por las posibles reacciones y porque reduce los efectos curativos de la arcilla.

Otros ingredientes

Sales de baño. En mi casa nos gusta mucho bañarnos, pero yo no me limito a meterme en la bañera y darme un baño sin más. Me gustan los baños con estilo, y esto significa muchas sales de baño. También es una buena idea tener siempre a mano una bolsa grande de sales de Epsom puras, porque son una excelente fuente de magnesio.

Jabón de Castilla. Es un jabón versátil y suave hecho con aceite de oliva, por lo que en todas las casas con gente preocupada por el medioambiente debería haber una botella con este tipo de jabón. Se puede utilizar para lavarse uno mismo, a los animales y la casa, y además es un perfecto portador para aceites esenciales que se utilicen en el baño.

Manteca de karité. Aunque suele ser un ingrediente opcional de mis recetas, mi consejo es añadirla a la recetas de aceites esenciales para el cuidado de la piel y el pelo. Es excelente para productos de belleza e imprescindible para elaborar una manteca corporal decadente.

Cera de abejas. La cera de abejas se utiliza en aplicaciones cosméticas para obtener un producto final más o menos espeso. Es necesaria para hacer ungüentos, productos de peluquería y bálsamos labiales.

Extracto de hamamelis. Este extracto **antiséptico** se obtiene de la corteza del avellano de bruja y se suele usar como opción menos agresiva que el alcohol. Sus propiedades **astringentes** naturales lo hacen ideal para tratar y curar las dolencias de la piel.

Arcillas curativas. Las arcillas son unas buenas bases cosméticas naturales para el cuidado de la cara, la piel y el pelo. Existen muchos tipos de arcillas cosméticas, entre ellas la arcilla de bentonita, la arcilla blanca o caolín y la arcilla verde francesa. En realidad solo necesitas un tipo de arcilla, pero cada una reporta beneficios exclusivos. Yo siempre tengo arcilla de bentonita y arcilla *rhassoul* en los estantes de mi farmacia particular.

Aplicaciones

Las tres principales formas de aplicar los aceites esenciales son la tópica, la aromática y la interna. Nota: No se recomienda ingerir aceites esenciales sin supervisión médica, así que voy a dejar las aplicaciones internas para los profesionales.

Aplicaciones tópicas

Las aplicaciones tópicas se diluyen y aplican directamente a la piel. Se suelen utilizar principalmente para curar la propia piel, pero también pueden servir para tratar problemas agudos específicos, como el dolor muscular o la tos. La aplicación tópica es el sistema más lento de llevar los aceites esenciales a la corriente sanguínea. Algunas de las formas de aplicación tópica más utilizadas son:

Ungüentos y bálsamos. Usados para curar cortes, rasguños y abrasiones, estos productos también pueden ayudar en problemas más graves como los dolores musculares, los calambres menstruales y los dolores propios del crecimiento.

Lociones, pomadas y cremas corporales. Aplica aceites esenciales a las arrugas, las líneas finas, las cicatrices, la piel seca y la celulitis.

Ungüentos mentolados (*vapor-rubs*). Los aceites esenciales en forma de ungüento mentolado pueden contribuir a aliviar la tos y la congestión y a destapar la nariz.

Baños. Los baños aromáticos se usan para todo, desde los dolores musculares hasta el resfriado y los síntomas gripales. Un baño relajante con aceites esenciales puede levantar el ánimo decaído y rebajar el estrés.

Compresas calientes y frías. Como sustitutas del baño, las compresas calientes o frías pueden ser de gran utilidad en caso de subida de la temperatura corporal o para atenuar la ansiedad. También se pueden usar para curar determinadas heridas.

Productos para el cuidado del cabello. Los aceites esenciales se pueden usar para alisar y fortalecer el cabello y desintoxicar este y el cuero cabelludo. Mezclados con el champú, pueden evitar la caspa, repeler los piojos y acabar con ellos.

Aceites para masajes. Probablemente el sistema más antiguo de aplicación tópica, un masaje con aceites esenciales puede sanar el cuerpo herido y calmar la mente angustiada.

Aplicaciones aromáticas

Como el sistema más rápido de llevar los aceites esenciales a la corriente sanguínea, las aplicaciones aromáticas se inhalan y llegan al cerebro, los pulmones y el sistema circulatorio. Se pueden usar para tratar las jaquecas, el insomnio, los síntomas del resfriado y la gripe, y para una mejor atención y concentración. Hay muchas maneras de oler una rosa, evidentemente, pero estas son algunas de las aplicaciones aromáticas que más se suelen utilizar:

Difusión. Con la difusión de los aceites esenciales puedes limpiar eficazmente el aire de tu casa al tiempo que te ocupas de determinados problemas de salud.

Vaporizador de ducha. Para disfrutar de una «escapada» relajante, no necesitas más que un par de gotas de aceite esencial en un paño o un vaporizador de ducha. El vapor es especialmente útil para los problemas respiratorios.

Humidificador. Prueba con añadir aceites esenciales al agua del humidificador. Con solo unas gotas de eucalipto, respirarás mejor mientras duermes.

Espray para el cuerpo y la casa. Los espráis pueden dispersar perfectamente los aceites esenciales por tu cuerpo, la ropa o los muebles.

La dilución

Comoquiera que decidas usar los aceites esenciales, la dilución es fundamental para que estos actúen de forma segura y eficaz. No apliques nunca un aceite esencial directamente sobre la piel sin utilizar un aceite portador (lo que también se llama usarlos «puros»). Algunos aceites esenciales pueden provocar irritación si no están suficientemente diluidos. Estos «aceites calientes» producen una sensación de calor o quemadura cuando se aplican a la piel y han de estar altamente diluidos para evitar irritaciones. Algunos de ellos son los de canela, menta, mejorana dulce, clavo, nuez moscada y pimienta negra.

Hubo un tiempo en que se creía que los aceites esenciales más suaves, como el de lavanda y el del árbol de té, se podían usar puros; de ahí que muchos antiguos aromaterapeutas sufrieran reacciones en la piel. Una sola gota de cualquier aceite esencial sobre la piel puede desencadenar una sensibilización permanente a ese aceite. Como advierte la aromaterapeuta Marge Clarke en su libro *Essential Oils and Aromatics*: «La sensibilización es para siempre». Y sé por experiencia que tiene razón. Hace unos años, cometí la imprudencia de usar lavanda no diluida en una herida de la piel y tuve una reacción. Hoy, casi veinte años después, si, de una u otra forma, toco o me roza la lavanda, inmediatamente desarrollo una dermatitis por contacto cuya curación puede requerir meses.

Diluir aceites esenciales es tan fácil como mezclarlos con un aceite portador. El porcentaje de dilución depende del tipo de aplicación, la persona a quien se vaya a aplicar y la edad de esta. La siguiente es una tabla básica que se utiliza en las clases de aromaterapia pero, por favor, ten en cuenta que es una tabla de referencia general para elaborar mezclas. Algunos aceites esenciales exigen más dilución que otros, así que lo aconsejable es estudiar cada aceite para evitar cualquier reacción imprevista.

TABLA DE DILUCIÓN TRADICIONAL

ACEITE PORTADOR	0,5 %	1 %	1,5 %	2,5 %	3 %	5 %	10 %
15 ml	1-2 gotas	3 gotas	5 gotas	7-8 gotas	9 gotas	15 gotas	30 gotas
30 ml	3 gotas	6 gotas	9 gotas	15 gotas	18 gotas	30 gotas	60 gotas
60 ml	6 gotas	12 gotas	24 gotas	30 gotas	36 gotas	60 gotas	120 gotas

DILUCIÓN	USOS
0,5 %	Bebés, personas delicadas/mayores
1 %	Bebés, niños, embarazo/lactancia, personas delicadas/mayores
1,5 %	Trabajo sutil de aromaterapia, emocional y energético; embarazo/lactancia; personas delicadas/mayores; cremas faciales, lociones, exfoliantes
2,5 % - 3 %	Aceites para masajes, cuidado general de la piel, lociones, aceites faciales, aceites corporales, crema corporal
5 %	Masajes de tratamiento, tratamiento agudo, curación de heridas, pomadas, crema corporal
10 %	Molestias y dolores musculares, lesión traumática, tratamiento con masaje, dolor físico agudo, pomadas y bálsamos

Aceite simple frente a mezclas

Los aceites simples. Un aceite esencial simple es el extracto de una planta, y nada más. Cada aceite simple está compuesto de su propia compleja mezcla de elementos naturales que actúan juntos para reportar ciertos beneficios. Como deducirás de la aromaterapia, es mejor centrarse primero en los aceites simples para comprender mejor sus propiedades individuales antes de juntarlos en una mezcla.

Las mezclas. Las mezclas de aceites esenciales son una combinación sinérgica de dos o más de estos aceites cuya finalidad es mayor y distinta de la de cada uno de ellos. Los aromaterapeutas elaboran combinaciones únicas para atender necesidades específicas. Se pueden comprar aceites esenciales premezclados, pero a la larga puede ser más económico y eficaz adquirir aceites simples y hacer recetas de combinaciones para tus propias necesidades. Todas las recetas de este libro son combinaciones de aceites esenciales.

Mezclar aceites esenciales

Una vez que conozcas una buena cantidad de aceites simples, aprenderás a combinarlos de forma natural. Puedes usar los perfiles de los treinta aceites esenciales de la segunda parte para descubrir las propiedades y el aroma de cada uno de ellos y cómo determinados aceites combinan muy bien.

Las tres principales estrategias para elaborar mezclas de aceites esenciales se basan en:

❖ **El aroma.** Los perfumistas suelen mezclar aceites esenciales combinando aromas que juntos huelen bien. La forma más fácil de elaborar una mezcla basada en el aroma es hacerlo con tres aceites esenciales, uno de nota alta, otro de nota media y otro de nota baja.

- *Notas altas.* Las notas altas corresponden a los aromas que se evaporan con mayor rapidez, normalmente al cabo de una o dos horas. Entre los aceites esenciales de nota alta están los de cítricos, albahaca, eucalipto, lavanda, menta y hierbabuena.
- *Notas medias.* Las notas medias corresponden a los aromas que se evaporan al cabo de entre dos y cuatro horas. Algunos de los aceites esenciales de nota media son los de pimienta negra, manzanilla, canela, amaro, clavo, abeto, geranio, rosa, romero, mejorana dulce, árbol de té y tomillo.

- *Notas bajas.* Los aromas de notas bajas son los que más tardan en evaporarse por completo, en algunos casos varios días. Algunos de ellos son los aceites de madera de cedro, incienso, jengibre, sándalo, vainilla y vetiver.

❖ **La acción terapéutica.** En este tipo de mezclas la elección de los aceites esenciales se basa en su potencial para tratar un problema físico o mental agudo. Por ejemplo, para elaborar una mezcla que ayude a limpiar y curar una herida, seleccionaríamos aceites esenciales que tengan propiedades antibacterianas, antisépticas y, tal vez, analgésicas (es decir, que alivien el dolor). Con los perfiles de los treinta aceites esenciales que encontrarás en la segunda parte, puedes elaborar fácilmente una mezcla terapéutica para una determinada dolencia, aunque es posible que no sirva por igual para todos los que la usen.

❖ **La química.** Es el sistema que más utilizan los aromaterapeutas clínicos que han recibido una formación superior sobre la composición química de los aceites, sus efectos terapéuticos, las técnicas de mezcla avanzadas y las medidas de seguridad. Dado que este es un libro introductorio, no vamos a hablar de cómo hacer mezclas partiendo de la composición química de los aceites esenciales. Si quieres saber más sobre la ciencia y el arte de mezclar aceites esenciales, encontrarás información exhaustiva en *Aromatherapeutic Blending: Essential Oils in Synergy* [La mezcla aromaterapéutica: efectos sinérgicos de los aceites esenciales], de Jennifer Peace Rhind.

Puedes elaborar mezclas con fines aromáticos y acciones terapéuticas que satisfagan todas tus necesidades. Te aconsejo que empieces con dos aceites esenciales, para luego añadirles otros a medida que te vayas familiarizando más con ellos. Antes de empezar, considera las siguientes preguntas para que la mezcla que elabores sea la más conveniente para tus necesidades:

¿Cuál es el objetivo? Determinar tu objetivo te ayudará a seleccionar un sistema para elaborar tu mezcla. Si quieres un perfume o una colonia, el mejor camino es que el aroma sea la base de la mezcla. Si lo que pretendes es mitigar el dolor muscular, la mejor opción es una mezcla basada en la acción terapéutica.

¿Quién va a usar la mezcla? La respuesta a esta pregunta determinará los aceites esenciales que podrán usarse con seguridad y sus ratios de dilución adecuadas.

¿Pueden surgir problemas de seguridad? Ten en cuenta la edad y el estado de salud de quien vaya a usar la mezcla. También es importante considerar las posibles interacciones con medicamentos y el riesgo de fototoxicidad (es decir, si es probable que el usuario vaya a estar expuesto al sol después de usar aceites esenciales).

Reemplazar un aceite por otro

Una de las preguntas que oigo más a menudo es: «¿Qué aceite esencial puedo usar en vez de...?». En ocasiones la respuesta puede ser muy simple, pero lo habitual es que haya que hacer algo más que intercambiar aromas similares para que la sustitución sea adecuada. Los que siguen son tres métodos diferentes que puedes emplear para elegir un aceite esencial sustitutorio para cualquier receta:

Sustituciones aromáticas. Cuando haces sustituciones basadas en aromas similares, conviene que elijas aceites esenciales de la misma familia. Algunas de las familias aromáticas son los aceites cítricos, amaderados, terrosos, florales, especiados, mentolados y medicinales.

Sustituciones terapéuticas. Cuando la elección de sustitutos se base en objetivos terapéuticos, céntrate en aceites esenciales que tengan propiedades curativas idénticas o parecidas.

Similitudes químicas. La química es la que, en última instancia, hace que un aceite esencial tenga propiedades terapéuticas. Este es un método de sustitución más avanzado y, si te interesa el tema y quieres profundizar en él, en el libro *Essential Oil Safety*, de Tisserand, encontrarás perfiles químicos de gran utilidad.

Si no dispones de alguno de los aceites que se incluyen en una receta, busca un buen sustituto siguiendo las orientaciones que expongo en la parte siguiente.

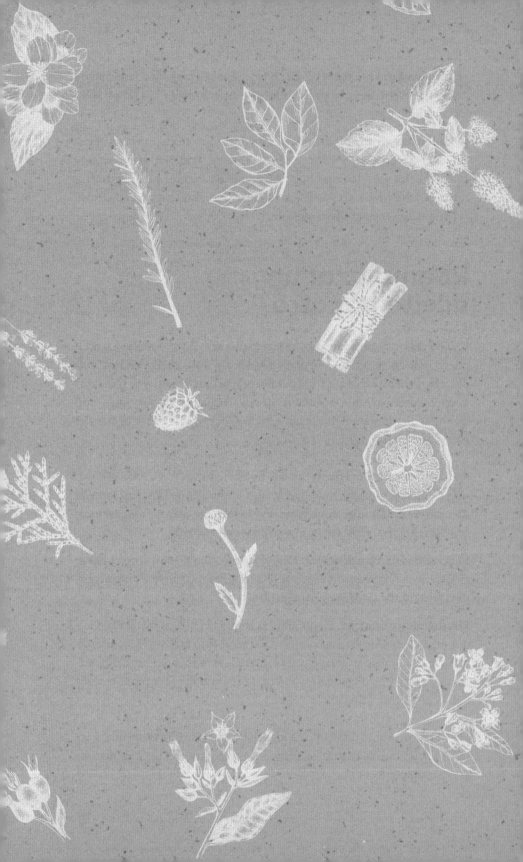

SEGUNDA PARTE

Perfiles de los aceites

Los aceites esenciales y los aceites portadores son la base de la aromaterapia, y juntos pueden conseguir resultados milagrosos. A menudo se da por supuesto que para la aromaterapia solo se necesitan aceites esenciales; sin embargo, los portadores son igualmente importantes. En la segunda parte nos fijaremos más detenidamente en los aceites portadores: qué son, su importancia y sus usos. En el capítulo tres hablo de los diez mejores aceites portadores por su relación calidad-precio, unos aceites que siempre conviene tener a mano, y me detendré en mis cinco aceites de lujo favoritos para todas las necesidades de la piel y el pelo. Por último, en el capítulo cuatro encontrarás treinta perfiles individuales de los aceites esenciales más populares que se utilizan en las recetas de este libro.

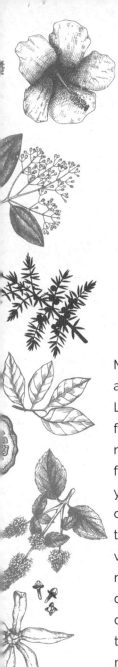

CAPÍTULO 3

Aceites portadores populares

Muchas personas confunden los aceites portadores con los aceites esenciales, cuando en realidad son muy distintos. Los aceites esenciales son volátiles (es decir, se evaporan fácilmente) y muy concentrados, mientras que los portadores son aceites vegetales grasos obtenidos por prensado en frío de semillas, frutos secos o huesos de diferentes frutas, y se usan para diluir y «portar» los aceites esenciales. Usados a menudo en cosmética por sus propiedades hidratantes, los aceites portadores contienen gran cantidad de las vitaminas y los minerales que tanto necesitan nuestra piel y nuestro pelo. Todas tus lociones, cremas corporales, acondicionadores del cabello y jabones contienen aceites portadores. Como ocurre con los esenciales, cada aceite portador tiene propiedades distintivas que lo hacen especial. Algunos son más pesados que otros, y son ideales para hidratar la piel y el pelo secos, y otros son más ligeros y sirven mejor para equilibrar la piel con acné o seca, o el cuero cabelludo excesivamente graso. En este capítulo descubrirás más propiedades de los aceites portadores más populares y las múltiples formas en que se pueden usar.

Aceite de hueso de albaricoque

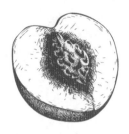

Obtenido por prensado en frío de los huesos de albaricoque, es un aceite ligero que la piel absorbe fácilmente sin dejar ningún residuo graso. Es asequible, rico en vitaminas A y E y muy parecido al sebo natural de la piel.

Aplicaciones: el aceite de hueso de albaricoque es profundamente hidratante, por lo que resulta ideal para restaurar la piel y el pelo secos. Se puede usar en aceites hidratantes faciales, mantecas corporales y contornos de ojos para suavizar arrugas y líneas finas de la piel. También se puede utilizar como aceite curativo en ungüentos para heridas, rasguños y piel irritada agrietada.

Ventajas e inconvenientes: es un aceite magnífico para la piel seca o madura, pero puede ser excesivo usarlo puro en personas de piel grasa o con acné. Dilúyelo con aceite de semillas de cáñamo para obtener sus beneficios sin obstruir los poros. Rico en vitaminas A y E, el aceite de hueso de albaricoque tiene una calificación comedogénica de 2, de modo que a la mayoría de las personas no les va a tapar los poros y, por tanto, es un aceite magnífico para limpiadores e hidratantes faciales.

Consideraciones sobre seguridad: si tienes algún tipo de alergia a los frutos secos, puedes usar aceite de hueso de albaricoque en lugar del de almendra dulce.

Almacenamiento: el aceite de hueso de albaricoque tiene un tiempo de caducidad de un año si se almacena en las debidas condiciones. Para que dure el mayor tiempo posible, tenlo en una botella oscura en un sitio fresco y oscuro. Se puede guardar en la nevera.

Recomendaciones: para los tipos de piel seca o madura, el aceite de hueso de albaricoque se puede usar en cualquiera de las recetas de este libro. Para obtener un acondicionador revitalizante, mezcla 30 mililitros de aceite de hueso de albaricoque con cinco gotas de aceite esencial de naranja dulce y aplícalo a las puntas del cabello. Cúbrete el pelo con un gorro de ducha y deja que la mezcla se asiente entre diez y quince minutos. Lávate el pelo con champú dos veces y acondiciónalo como suelas hacerlo.

Aceite de aguacate

Obtenido por prensado en frío de la pulpa del aguacate, este aceite es un sólido portador que la piel absorbe lentamente sin que deje residuos grasos. Es muy asequible y rico en vitaminas A, B, D y E y beta-caroteno. Además penetra profundamente, por lo que es ideal para la piel y el cabello secos, maduros o dañados por el sol.

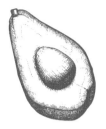

Aplicaciones: el aceite de aguacate es el más indicado para aplicaciones regeneradoras e hidratantes, entre ellas los contornos de ojos, las mantecas corporales y los acondicionadores profundos del pelo. Añadido en pequeñas cantidades a tu hidratante preferido, el aceite de aguacate puede ayudar a suavizar las líneas finas y las arrugas, al mismo tiempo que rehidrata y mejora la textura de tu piel.

Ventajas e inconvenientes: el aceite de aguacate es muy nutritivo y como mejor actúa es diluido con otros aceites portadores más ligeros. Tiene una calificación comedogénica de 3, por lo que puede obturar los poros y provocar erupciones, de modo que es muy importante diluirlo cuando se aplica a la cara. El aceite de aguacate no solo nutre y fortalece el pelo, sino que también favorece el crecimiento de pelo nuevo.

Consideraciones sobre seguridad: no se le conoce ningún efecto adverso.

Almacenamiento: el aceite de aguacate tiene un tiempo de caducidad de un año y medio si se almacena en las debidas condiciones. Para conseguir que dure el mayor tiempo posible, guárdalo en una botella oscura en un lugar frío y oscuro. Es recomendable tenerlo en la nevera.

Recomendaciones: para pieles secas o maduras, se pueden añadir pequeñas cantidades de aceite de aguacate a los hidratantes faciales, las cremas de la cara y los contornos de ojos. Aplícate unas gotitas de aceite de aguacate a los talones todos los días para mantenerlos flexibles y suaves. Para un buen acondicionador de pelo que estimule su crecimiento, mezcla 30 mililitros de aceite de aguacate con nueve gotas de aceite esencial de romero y aplícatelo al pelo, frotando desde las puntas hasta la raíz. Cúbrete el pelo con un gorro de ducha entre diez y quince minutos. Lávatelo con champú dos veces y acondiciónatelo como de costumbre.

Aceite de ricino

Obtenido por prensado en frío de vainas de ricino, es un aceite espeso que la piel absorbe lentamente (y puede resecarse si el aceite se usa puro). Es un aceite asequible rico en ácido ricinoleico y ácidos grasos omega-6, lo cual lo convierte en ideal para las recetas destinadas a estimular el crecimiento del pelo y como aceite limpiador. Es un aceite magnífico para las pieles con acné o grasas y maduras.

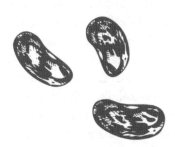

Aplicaciones: el aceite de ricino es ideal para añadirlo a cualquier producto para el cuidado del cabello, porque deja este hidratado, brillante y suave. Este aceite hidratante es conocido por su capacidad de estimular el crecimiento del pelo, incluidas las pestañas. El aceite de ricino se sueñe añadir a jabones, lociones y bálsamos labiales, sobre todo por el tono brillante que deja.

Ventajas e inconvenientes: el aceite de ricino es un aceite relativamente seco y como mejor actúa es diluido con otros aceites portadores. Tiene una calificación comedogénica de 1, lo cual significa que no va a obturar los poros y es perfectamente adecuado para las pieles con acné o grasas. El aceite de ricino es el mejor aceite portador para estimular un sano crecimiento del cabello.

Consideraciones sobre seguridad: el aceite de ricino puede provocar irritaciones en algunas personas si no se diluye con otro aceite portador, de modo que, para aplicaciones en la piel, se recomienda diluirlo.

Almacenamiento: la duración del aceite de ricino es de cinco años si se almacena en las debidas condiciones. Para que dure el mayor tiempo posible, guárdalo en un sitio fresco y oscuro. No es necesario tenerlo en la nevera.

Recomendaciones: el aceite de ricino es un ingrediente de muchas de las recetas de este libro para su aplicación a los labios, el pelo y la cara. ¿Quieres unas pestañas más atractivas? Con un aplicador limpio, unta con aceite de ricino las pestañas cuando vayas a acostarte por la noche y observa cómo consigues unas pestañas largas y envidiables.

Aceite de coco

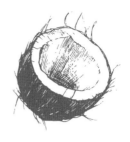

En este libro te encontrarás con dos tipos de aceite de coco prensado en frío: el no refinado y el fraccionado. El aceite de coco no refinado huele ligeramente a coco, puede ser sólido o líquido en función de la temperatura y es un aceite más pesado que la piel absorbe a una velocidad media. Por otro lado, el aceite de coco fraccionado no huele, permanece líquido a cualquier temperatura y es un aceite medio que se absorbe con rapidez.

Aplicaciones: el aceite de coco es famoso en todo el mundo por sus múltiples usos. Como aceite más que asequible, es bueno para todo tipo de aplicaciones, incluidos los productos para el cuidado del cabello, hidratantes de la piel y pomadas y ungüentos antibacterianos. El aceite de coco fraccionado se usa a menudo en aromaterapia en botellas *roll-on* porque es la opción más económica.

Ventajas e inconvenientes: se supone que es un magnífico hidratante facial; sin embargo, el aceite de coco tiene una calificación comedogénica de 4, por lo que tapona los poros. Es un excelente hidratante para el resto del cuerpo y el cabello, pero evita usarlo en recetas destinadas al cuidado de la cara. El aceite de coco no refinado es tan versátil que se puede usar a la vez como hidratante para la piel, bálsamo labial y ungüento antibacteriano.

Consideraciones sobre seguridad: debe abstenerse de usar este aceite cualquiera que sea alérgico al coco.

Almacenamiento: el aceite de coco tiene un tiempo de caducidad de entre dos y cuatro años si se guarda en las debidas condiciones. Para que dure lo máximo posible, tenlo en un lugar frío y oscuro. No es necesario que esté en la nevera. El aceite de coco fraccionado permanece líquido a cualquier temperatura; en cambio, el no refinado se solidifica por debajo de los 24,5 ºC, pero basta con frotar la botella con las manos para derretirlo.

Recomendaciones: el aceite de coco no refinado es el que uso más a menudo en las recetas de pomadas y ungüentos de este libro, mientras que el fraccionado se utiliza más en la aromaterapia con botellas *roll-on*. Si el frío te reseca la piel, comprenderás por qué el aceite de coco no refinado es uno de los principales ingredientes de la receta de manteca corporal batida. Es perfecto para el invierno.

Aceite de pepitas de uva

Obtenido por prensado en frío de pepitas de uva, es este un aceite muy ligero que se absorbe rápidamente sin dejar residuos grasos. Es económico, inodoro y uno de los aceites portadores más ligeros que existen.

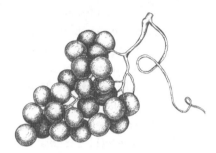

Aplicaciones: rico en vitamina E, el aceite de pepitas de uva es el que más me gusta para aplicaciones destinadas a perfumes, porque suele conservar el aroma más tiempo que otros aceites portadores. Rico en antioxidantes, se usa a menudo en aplicaciones para la piel madura, para suavizar arrugas y líneas finas, y para tensar y tonificar la piel.

Ventajas e inconvenientes: el aceite de pepitas de uva es ideal para todo tipo de piel, pero es especialmente efectivo para la piel con acné o grasa. Tiene una calificación comedogénica de 1, de modo que no va a obstruir los poros. Se absorbe con facilidad, por lo que es un aceite portador perfecto para los masajes, el cuidado de la piel y los perfumes.

Consideraciones sobre seguridad: no se conoce ningún efecto secundario adverso.

Almacenamiento: el aceite de pepitas de uva tiene un tiempo de caducidad de un año si se almacena en las debidas condiciones. Para que dure el mayor tiempo posible, tenlo en un sitio fresco y oscuro. No hace falta que lo guardes en la nevera.

Recomendaciones: el aceite de pepitas de uva es un magnífico aceite portador para cualquier aplicación de este libro, en especial para equilibrar la piel grasa y borrar las manchas. Para obtener un aceite hidratante sencillo para aplicarlo a diario a la piel con acné o grasa, mezcla 30 mililitros de aceite de pepitas de uva con tres gotas de aceite esencial de limón y tres gotas de aceite esencial de lavanda. Frota entre las manos entre tres y cinco gotas de este hidratante y aplícatelo a la cara previamente lavada.

Aceite de semillas de cáñamo

Obtenido por prensado en frío de semillas de cáñamo, este aceite ligero y nutriente se absorbe rápidamente sin dejar residuos grasos. El aceite de semillas de cáñamo es muy hidratante para la piel y el cabello, y adecuado para todo tipo de pieles. Este aceite portador verde y con olor a nuez es también uno de los aceites portadores más nutritivos que existen.

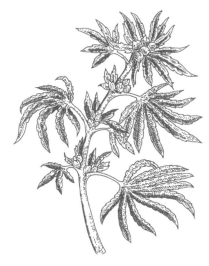

Aplicaciones: el aceite de semillas de cáñamo es mi aceite portador favorito. Es el aceite base perfecto para los hidratantes faciales, las mantecas corporales y las lociones. Es excelente para cualquier tipo de piel, pero es importante señalar que en las que mejor actúa es en las pieles con acné o grasas. Es un aceite ideal para tratamientos de acondicionamiento profundo del cabello porque alivia la inflamación del cuero cabelludo, lo equilibra si es excesivamente graso, estimula el crecimiento del pelo, y deja el cabello suave y sedoso.

Ventajas e inconvenientes: el uso del aceite de semillas de cáñamo no tiene inconveniente alguno. Es excelente para todo tipo de pieles, incluidas aquellas con acné o grasas y las secas. Tiene una calificación comedogénica de 0, por lo que no obstruye los poros y se absorbe fácilmente, de modo que es un gran aceite para masajes y aceite portador en aplicaciones aromáticas.

Consideraciones sobre seguridad: no se le conoce ningún efecto secundario adverso.

Almacenamiento: el aceite de semillas de cáñamo tiene un tiempo de caducidad de un año si se almacena en las debidas condiciones. Para que dure el mayor tiempo posible, tenlo en un lugar frío y oscuro. Es recomendable guardarlo en la nevera.

Recomendaciones: el aceite de semillas de cáñamo se usa a menudo en las recetas que se explican en este libro destinadas al cuidado facial, de la piel y el cabello. Se puede usar fácilmente solo o combinado con aceites más lustrosos para hidratar la piel y el pelo sin que adquieran un aspecto graso. ¿Te lavas la cara con aceite? El de semillas de cáñamo actúa magníficamente solo o mezclado con aceite de ricino como limpiador facial natural para cualquier tipo de piel. Mezcla 30 mililitros (dos cucharadas) de aceite de semillas de cáñamo con tres gotas de aceite esencial de cilantro, tres gotas del de pomelo y tres gotas del de lavanda. Una vez seca la cara, aplícale la mezcla, masajeando las partes problemáticas. Enjuágate la cara con agua templada y sécatela con una toalla limpia. No olvides aplicar a continuación un tónico y un hidratante (para recetas, véase el capítulo ocho, página 163).

Aceite de jojoba

Obtenido por prensado en frío del arbusto jojoba, en realidad no es un aceite sino una cera líquida que la piel absorbe a una velocidad media sin dejar residuos grasos. Conocido por tener una composición química muy similar a la del sebo de la piel humana, el aceite de jojoba se usa a menudo para la piel con acné o grasa, pero es bueno para todo tipo de pieles.

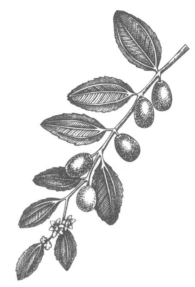

Aplicaciones: el aceite de jojoba suele ser uno de los ingredientes de los productos destinados al cuidado de la cara, la piel y el cabello. Es un aceite nutritivo que actúa sobre las pieles con acné o grasas debido a su delicada capacidad de disolver la mugre y el aceite sin dejar ningún residuo. El aceite de jojoba es un aditivo excelente para lociones, mantecas corporales e hidratantes faciales.

Ventajas e inconvenientes: el aceite de jojoba es un magnífico aceite portador para aplicaciones de aromaterapia; sin embargo, suele ser más caro que otros aceites portadores. Recomiendo utilizarlo como un aditivo de lujo al tratamiento de cuidado de la piel que uses. Tiene una calificación comedogénica de 2, por lo que puede taponar los poros.

Consideraciones sobre seguridad: no se le conoce ningún efecto secundario adverso.

Almacenamiento: el aceite de jojoba tiene un tiempo de caducidad de cinco años si se almacena en las debidas condiciones. Para que dure el mayor tiempo posible, guárdalo en un lugar frío y oscuro. No es necesario tenerlo en la nevera.

Recomendaciones: el aceite de jojoba se puede aplicar a la piel, el pelo y las uñas solo o mezclado con otro aceite portador. Para una reunión divertida, organiza una fiesta de máscaras y cócteles mimosa, y prepara una máscara para que la prueben todos tus amigos:

1. Mezcla cinco gotas de aceite de jojoba, dos cucharadas de arcilla *rhassoul* y tres gotas de aceite esencial *ylang-ylang* en un cuenco de vidrio pequeño.

2. Añádele un poco de agua para activar la arcilla y mézclalo todo hasta que adquiera la consistencia del pudin.

3. Aplícate la máscara de arcilla desintoxicante y disfruta de tus cócteles mimosa, entre quince y veinte minutos antes de enjuagarte.

4. A continuación aplícate un tónico o un hidratante (para una receta de tónico, véase la página 172).

Aceite de oliva

Obtenido por prensado en frío de las aceitunas, este nutritivo aceite se absorbe a una velocidad media y deja un ligero residuo graso. Los antiguos griegos lo utilizaron durante siglos para todas las dolencias de la piel o como hidratante. Es un aceite muy económico que puedes usar con el de coco (o en su lugar) en todos los ungüentos.

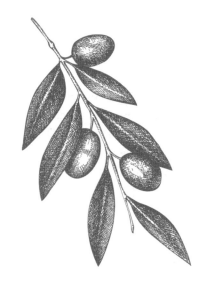

Aplicaciones: el aceite de oliva es versátil e hidratante. Es el aceite de base perfecto para ungüentos y pomadas, mantecas corporales, cremas de afeitar y acondicionadores del cabello. Su cremosidad lo hace perfecto para masajes terapéuticos.

Ventajas e inconvenientes: el aceite de oliva se vende a diversos precios, todos ellos muy asequibles. Es un buen aceite para cocinar, para remedios herbarios y para muchas tareas de la casa. Con una calificación comedogénica de 2, puede obstruir los poros de las personas de piel con acné o grasa, y si se va a aplicar a la cara hay que diluirlo con un aceite portador más ligero.

Consideraciones sobre seguridad: para obtener todos los beneficios del aceite de oliva, utiliza solamente el aceite virgen extra para tus necesidades cosméticas naturales. El aceite de oliva refinado puede contener sustancias químicas, restos del proceso de refinado.

Almacenamiento: el aceite de oliva tiene un tiempo de caducidad de dos años si se guarda en las debidas condiciones. Para que dure lo máximo posible, ponlo en un lugar fresco y oscuro. No es necesario que sea en la nevera.

Recomendaciones: el aceite de oliva se repite en muchos de los ungüentos y pomadas de este libro, pero también es un magnífico hidratante que se puede añadir a las mantecas corporales, los contornos de ojos y los exfoliantes de sal o de azúcar. Para un buen afeitado, es importante que antes prepares la piel con un exfoliante. Para elaborar uno de azúcar fácil y rápido, mezcla un cuarto de taza* de aceite de oliva, una taza de azúcar y veinticinco gotas de aceite esencial de pomelo. Usa el exfoliante para alisar la piel antes de afeitarte.

---

* N. del T.: En adelante, cuando se habla de «taza» como unidad de medida hay que tener en cuenta que *cup*, en inglés americano, equivale más o menos a un cuarto de litro.

Aceite de semillas de calabaza

Obtenido por prensado en frío de semillas de calabaza, este aceite rico en vitaminas se absorbe en la piel lentamente y no deja ningún residuo graso. El aceite de semillas de calabaza se usa a menudo para cocinar, pero sus excelentes cualidades curativas de la piel están ganando popularidad en el mundo de la cosmética. Rico en ácidos grasos omega-3 y vitaminas A, C y E, es ideal para pieles secas y maduras.

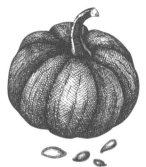

Aplicaciones: el aceite de semillas de calabaza es un rico aceite hidratante que actúa a la perfección mezclado con otros aceites portadores. Por sus propiedades antioxidantes, se suele utilizar en productos para el cuidado de pieles maduras y envejecidas, ya que dichas propiedades disimulan las marcas del estiramiento de la piel, las cicatrices y las arrugas. Es también un magnífico aditivo para las mantecas corporales, los hidratantes faciales y los tratamientos de acondicionamiento capilar profundo.

Ventajas e inconvenientes: el aceite de semillas de calabaza suele ser más caro que algunos otros aceites portadores y debe guardarse en la nevera. Es excelente para la piel seca y madura, pero es beneficioso para todo tipo de piel. Con una calificación comedogénica de 2, este aceite puede obstruir los poros de la piel con acné o grasa si no se diluye con otro aceite.

Consideraciones sobre seguridad: no se le conoce ningún efecto adverso.

Almacenamiento: el aceite de semillas de calabaza tiene un tiempo de caducidad de un año si se guarda en las debidas condiciones. Para que dure lo máximo posible, tenlo en la nevera.

Recomendaciones: el aceite de semillas de calabaza es un ingrediente de lujo de todas las recetas de este libro destinadas al cuidado de la piel, los labios o el pelo. Es excelente para alisar e hidratar el cabello al tiempo que estimula el sano crecimiento del pelo, por lo que constituye un magnífico acondicionador para la barba.

Aceite de almendra dulce

Obtenido por prensado en frío de almendras dulces, es un aceite de múltiples usos que la piel absorbe a una velocidad media. Es económico, se puede usar solo o mezclado con otros aceites portadores y se sabe que estimula la producción de colágeno y protege de los rayos ultravioletas.

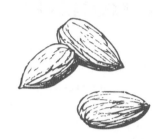

Aplicaciones: en su uso tópico en ungüentos, lociones y cremas, el aceite de almendra dulce puede tratar quemaduras, heridas, dermatitis y eccemas superficiales. Se suele añadir a los hidratantes faciales, las lociones y los baños porque suaviza la piel, la rejuvenece y elimina las manchas.

Ventajas e inconvenientes: el aceite de almendra dulce es fantástico para todo tipo de pieles, pero puede provocar una reacción alérgica en las personas que no toleren los frutos secos. Este aceite hidratante tiene una calificación comedogénica de 2, por lo que puede obstruir los poros en pieles con acné o grasas si no se diluye con aceites portadores más ligeros.

Consideraciones sobre seguridad: la almendra de la que se obtiene este aceite es un fruto seco, por lo que las personas alérgicas a estos frutos deben tener cuidado si usan este tipo de aceites. Si se es alérgico a los frutos secos, conviene consultar al médico antes de utilizarlos. Ten en cuenta también que no hay que confundir el aceite de almendra dulce con el de almendra amarga, que tiene propiedades tóxicas.

Almacenamiento: el tiempo de caducidad del aceite de almendra dulce es de un año si se guarda en las debidas condiciones. Para que dure el mayor tiempo posible, déjalo en un lugar fresco y oscuro. No es necesario que lo pongas en la nevera.

Recomendaciones: el aceite de almendra dulce se puede usar solo o mezclado con otros aceites portadores en cualquiera de las recetas de este libro. Además, es rico en azufre, un repelente natural de garrapatas, por lo que es el ingrediente hidratante ideal para todo espray repelente de insectos, entre ellos las pulgas y las garrapatas de tu perro.

Más aceites portadores

Los aceites portadores descritos en este libro no son los únicos que puedes usar para elaborar productos para el cuidado facial, capilar y dérmico. Muchos de los aceites portadores más caros se pueden añadir a tus mezclas para aumentar su potencia. Los que siguen son cinco de mis favoritos:

Aceite de argán: rico en ácidos grasos y vitamina E, el aceite de argán es bien conocido por su capacidad de hidratar y suavizar el pelo, la piel y las uñas. Conocido como «oro líquido», puede aliviar la piel inflamada y reducir la aparición de líneas finas y arrugas.

Aceite de onagra: tradicionalmente llamado el «curalotodo del rey» debido a su amplia diversidad de propiedades curativas y sus beneficios «majestuosos», el aceite de onagra suaviza e hidrata el pelo, la piel y el cuero cabelludo sin que por ello se resienta la elasticidad.

Aceite de semillas de granada: es un aceite que penetra profundamente y estimula la producción de colágeno, mejora la elasticidad de la piel y favorece la cura de heridas y rasguños. Puede ser un tanto caro, pues para obtener medio kilo de aceite de semillas de granada, se necesitan unos 90 kilos de semillas.

Aceite de semillas de escaramujo: es un aceite magnífico para las marcas que dejan las cicatrices y los estiramientos. Se absorbe fácilmente y es rico en vitaminas A, C y E, y ácidos grasos, que pueden reducir la decoloración y contribuir a la producción de colágeno. Además de suavizar y humidificar la piel, el aceite de semillas de escaramujo tiene propiedades regeneradoras ideales para suavizar las arrugas y líneas finas, borrar las cicatrices y proteger contra las marcas de estiramientos.

Aceite de tamanu: es un aceite espeso que la piel absorbe lentamente pero reporta muchísimos beneficios. Conocido como «oro verde», este aceite de lujo es excelente para las aplicaciones destinadas a cuidar el pelo o la piel. El aceite de tamanu favorece el crecimiento del cabello y lo fortalece, reduce las líneas finas y las arrugas y aleja la celulitis.

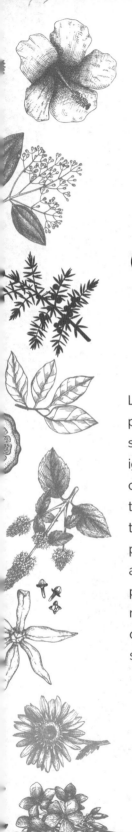

CAPÍTULO 4

Treinta aceites esenciales para principiantes

Los aceites esenciales están compuestos de una compleja mezcla de ingredientes químicos que determinan sus funciones. Esto significa que no existen dos aceites iguales, pero todos comparten muchas de las mismas cualidades, sustancias químicas y propiedades terapéuticas. En tu viaje por la aromaterapia es fundamental que te fijes detenidamente en cada aceite para descubrir sus posibilidades. Hay muchos aceites esenciales de fácil adquisición, pero he elegido los treinta que siguen por su popularidad, su precio asequible y sus usos múltiples. A medida que te vayas familiarizando más con las propiedades de cada aceite, aprenderás a elaborar mezclas exclusivas de aromaterapia que satisfagan tus necesidades.

Albahaca

Ocimum basilicum

FRESCO, VERDE, HERBÁCEO

Procedencia: Egipto, Hungría, India y Estados Unidos.

Método de extracción: destilación a vapor de las hojas de la hierba.

Descripción: el aceite esencial de albahaca es de color entre amarillo pálido y traslúcido, y de débil consistencia. Su aroma dulce, herbáceo y fresco tiene trasfondos balsámicos y amaderados.

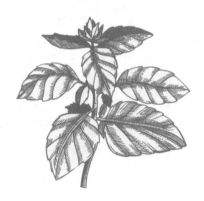

Precauciones: antes de usar aceite esencial de albahaca, las embarazadas o madres lactantes deben consultarlo con el médico. Para su uso tópico, se recomienda una dilución máxima de 3,3 % o treinta gotas de aceite por 30 mililitros (dos cucharadas) de aceite portador. No lo manipules en presencia de niños de menos de dos años. Es aconsejable que quienes padezcan epilepsia se abstengan de utilizarlo.

Usos: flatulencia, digestión, estreñimiento, memoria, concentración, claridad mental, tos, congestión, bronquitis, enfisema, refuerzo inmunitario, jaquecas, quemaduras, picaduras de insectos, calambres menstruales, dolor muscular, artritis, energía, germicida, desinfectante de superficies, fiebre, estrés, ansiedad, estimulante, sobrepeso por exceso de agua, piel con acné o grasa, claridad de la piel, cuero cabelludo graso, desinfectante doméstico.

Aplicaciones: el aceite esencial de albahaca se usa a menudo en aplicaciones tópicas, incluidos ungüentos y aceites para masajes para aliviar los espasmos musculares, los calambres menstruales, el dolor artrítico, la flatulencia y la indigestión. Si se usa con difusores, *roll-ons* de aromaterapia o vaporizadores de ducha, la albahaca puede aplacar el estrés y la ansiedad, y contribuir a mejorar la claridad mental, la concentración y la energía. El aceite de albahaca se suele usar en espráis de limpieza antisépticos, lavavajillas y espráis repelentes de insectos para el cuerpo y la casa. Para un baño relajante y vigorizante de los músculos mezcla tres gotas de aceite esencial de albahaca y cinco gotas de aceite esencial de lavanda con 60 mililitros de jabón líquido.

Acciones terapéuticas: analgésico, antibacteriano, antidepresivo, **antiespasmódico**, antiinflamatorio, antimicrobiano, antioxidante, antipirético, antiviral, **carminativo**, digestivo, **emenagogo**, estimulante, **expectorante**, **nervino**.

Combina bien con los aceites de: aguja de abeto, árbol de té, bergamota, citronela, cilantro, eucalipto, hierbabuena, jengibre, lavanda, limón, manzanilla, mejorana dulce, naranja dulce, rosa, rosalina.

Sustitutos: bergamota, lavanda, romero.

30 aceites esenciales para principiantes

Bergamota

Citrus bergamia

BRILLANTE, AROMA CÍTRICO, ALEGRE

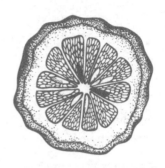

Procedencia: Francia e Italia.

Método de extracción: por prensado en frío de la piel del fruto.

Descripción: el color del aceite esencial de bergamota va del amarillo brillante al verde oscuro. Tiene un aroma cítrico y alegre con frescos trasfondos florales.

Precauciones: para aplicaciones tópicas, utiliza bergamota que no contenga bergapteno, para evitar la fototoxicidad al exponerte al sol.

Usos: dolores musculares, artritis, jaquecas, cuidado de la piel, acné, alivio del picor y la irritación, hinchazón, limpieza de los poros, estimula la crecida del pelo, refresca el aire, flatulencia, indigestión, disminuye el apetito, pie de atleta, irritación por el uso de pañales, depresión, ansiedad, cortes/rasguños, eccema, psoriasis, varicela, desinfectante de superficies, reduce la grasa, insomnio, piel con acné/grasa, cuero cabelludo graso, mejora la circulación, fiebre.

Aplicaciones: las aplicaciones del aceite esencial de bergamota son infinitas. Se puede añadir a ungüentos y aceites para masajes para que ayude a aliviar el dolor muscular, las jaquecas, la flatulencia y la indigestión. Añadido a productos para el cuidado de la piel, ungüentos, limpiadores faciales, tónicos y cremas hidratantes, la bergamota puede contribuir a limpiar y tratar cortes y heridas, eccemas y problemas propios de la piel adolescente. El aceite de bergamota se usa a menudo en mezclas para difusor, *roll-ons* para aromaterapia y vaporizadores de ducha para alegrar el estado de ánimo. Mezcla cinco gotas de bergamota con otras cinco de cilantro en el difusor para crear un ambiente fresco y alegre que, además, acabe con los gérmenes y estimule el sistema inmunitario.

30 aceites esenciales para principiantes

Acciones terapéuticas: afrodisíaco, analgésico, antibacteriano, antidepresivo, antiespasmódico, antiinflamatorio, antioxidante, antiséptico, antipirético, antiviral, astringente, carminativo, desodorante, digestivo, **diurético**, expectorante, fungicida, reductor del apetito, **sedante**.

Combina bien con los aceites esenciales de: aguja de abeto, albahaca, amaro, árbol de té, cilantro, ciprés, citronela, eucalipto, jengibre, lavanda, limón, madera de cedro, manzanilla, mejorana dulce, naranja dulce, pomelo, rosa, rosalina.

Sustitutos: cilantro, naranja dulce, pomelo.

Pimienta negra

Piper nigrum

CÁLIDO, AMADERADO, ESPECIADO

Procedencia: Indonesia, India meridional y Sri Lanka.

Método de extracción: antes de que llegue a madurar, el fruto se seca y machaca para después destilarlo a vapor.

Descripción: el aceite esencial de pimienta negra tiene unas tonalidades que van del verde claro al pálido, con un aroma amaderado y cálido que recuerda a la pimienta negra.

Precauciones: ninguna.

Usos: problemas digestivos, dispepsia, estreñimiento, flatulencia, náuseas, pérdida del apetito, dolores y espasmos musculares, reumatismo y artritis, miembros cansados y doloridos, rigidez muscular, dejar de fumar, fiebre.

Aplicaciones: el aceite esencial de pimienta negra se utiliza a menudo en ungüentos y aceites para los músculos para que ayude a aliviar los dolores y espasmos musculares. Aplicado en masajes sobre el abdomen con un aceite portador, la pimienta negra puede ayudar con todo tipo de dolores de barriga. ¿Intentas dejar de fumar? Los estudios demuestran que inhalar aceite esencial de pimienta negra en lugar de fumarse un cigarrillo puede contribuir a reducir de forma contundente la intensidad de la abstinencia de la nicotina. Basta con que añadas un par de gotas a un inhalador personal y aspires su esencia cuando la abstinencia te agobie.

Acciones terapéuticas: afrodisíaco, amargante, analgésico, antibacteriano, antimicrobiano, antipirético, antiséptico, carminativo, digestivo, diurético, estimulante, **sudorífico**, vasodilatador.

Combina bien con los aceites de: amaro, bergamota, canela, clavo, geranio, incienso, lavanda, limón, madera de cedro, mejorana dulce, naranja dulce, romero, rosa.

Sustitutos: jengibre, mejorana dulce, orégano.

Cedro del Atlas

Cedrus atlantica

AHUMADO, BALSÁMICO,
AMADERADO

Procedencia: Marruecos.

Método de extracción: destilación a vapor de la madera y el follaje, entre otras partes.

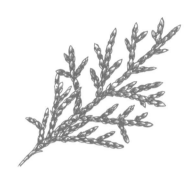

Descripción: el aceite esencial de madera de cedro del Atlas es de color ligeramente amarillo anaranjado y tiene una viscosidad media. Huele a bálsamo dulce con intensas tonalidades leñosas, como el bosque después de la lluvia.

Precauciones: ninguna.

Usos: acné, alergias, atención, bronquitis, calma, caspa, concentración, cuero cabelludo graso, cuidado de la piel, dolores musculares, insomnio, mucosidad, piel grasa, repelente de insectos, reumatismo, sarpullidos, tensión nerviosa, tos, verrugas.

Aplicaciones: el aceite esencial de madera de cedro del Atlas se usa ampliamente en los repelentes de insectos y espráis insecticidas. Mezclado con aceite esencial de naranja dulce, no hay bicho que se le resista. (Para recetas, véase el capítulo nueve, página 185). También se usa a menudo mezclado con aceite esencial de lavanda en difusores y *roll-ons* de aromaterapia para facilitar que la mente se sosiegue y relaje antes de acostarse. Utilizado con difusor en el despacho o el aula, está demostrado que el aceite esencial de madera de cedro del Atlas mejora la concentración, la atención e, incluso, las notas de los alumnos en los exámenes.

Acciones terapéuticas: antiespasmódico, antiinflamatorio, antiséptico, astringente, diurético, emenagogo, estimulante de la circulación, expectorante, fungicida, insecticida, sedante.

Combina bien con los aceites de: albahaca, amaro, bergamota, cilantro, geranio, incienso, lavanda, manzanilla, mejorana dulce, naranja dulce, pino, pomelo, romero.

Sustitutos: lavanda, madera de cedro de Virginia, vetiver.

30 aceites esenciales para principiantes

Manzanilla

Anthemis nobilis
Chamaemelum nobile

DULCE, CALMANTE, HERBÁCEO,
OLOR A MANZANA

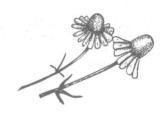

Procedencia: China, Francia, Reino Unido y Estados Unidos.

Método de extracción: por destilación a vapor de sus flores.

Descripción: la manzanilla, o camomila común o romana, es de color amarillo pálido y de olor dulce y herbáceo, como el de las manzanas.

Precauciones: no deben usar este aceite quienes sean alérgicos al polen de la ambrosía.

Usos: acné, ansiedad, calambres, cólico, curas infantiles, dentición, depresión, diarrea, dolor de oído, dolor muscular, fiebre, heridas infectadas, indigestión, insomnio, irritaciones provocadas por los pañales, jaquecas, menopausia, pezones secos/agrietados, piel seca, síndrome premenstrual.

Aplicaciones: el aceite esencial de manzanilla es muy suave y se puede usar en toda una diversidad de aplicaciones tópicas, entre ellas ungüentos para curas, cremas para la piel y la noche, masajes, baños antes de acostarse, bálsamo para el pecho de la madre lactante y para el culito del bebé, compresas y baños para aliviar el dolor. El aceite de manzanilla también es terapéutico si se usa con difusor, vaporizadores de ducha, *roll-ons* de aromaterapia e inhaladores personales. ¿Hay en el armario unos monstruos que no dejan dormir a los niños por la noche? Mezcla veinte gotas de aceite esencial de lavanda y veinte gotas de aceite esencial de manzanilla en una botella pulverizadora de 120 mililitros y completa la mezcla con agua. Agítalo bien antes de usar y rocía las «zonas peligrosas» para que tus pequeños no tengan miedo y disfruten de un plácido sueño.

Acciones terapéuticas: analgésico, antibacteriano, antiespasmódico, antiinflamatorio, antimicrobiano, antineurálgico, antipirético, antiséptico, bactericida, carminativo, digestivo, emenagogo, hepático, sedante, sudorífico, **vulnerario**.

Combina bien con los aceites de: amaro, árbol de té, bergamota, cilantro, eucalipto, geranio, jengibre, lavanda, limón, mejorana dulce, naranja dulce, pomelo, rosa, rosalina.

Sustitutos: amaro, bergamota, lavanda.

Hojas de canela

Cinnamomum verum
Cinnamomum zeylanicum

ESPECIADO, CÁLIDO, TERROSO

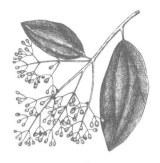

Procedencia: India, sudeste asiático y Sri Lanka.

Método de extracción: destilación a vapor de las hojas.

Descripción: el aceite esencial de hojas de canela es de color entre amarillo y amarillo amarronado, y desprende un olor cálido y especiado a canela.

Precauciones: no hay que confundir el aceite esencial de corteza de canela con el de hojas de canela. El de corteza no se debe usar tópicamente. El aceite esencial de hojas de canela irrita muchísimo menos la piel y es el que hay que usar para aplicaciones tópicas. Para evitar que la piel se irrite, es recomendable diluirlo al 0,6 %, o con cinco gotas de aceite por cada 30 mililitros (dos cucharadas) de aceite portador.

Usos: analgésico, calambres menstruales, colitis, dispepsia, dolor abdominal y pectoral, escalofríos del resfriado/la gripe, flatulencia, gases, limpieza bucal, náuseas, pérdida del apetito, potente agente antibacteriano contra virus y bacterias, reforzar el sistema inmunitario, problemas respiratorios, resfriados, reumatismo, vómitos.

Aplicaciones: el aceite esencial de hojas de canela se utiliza a menudo en friegas en el pecho, mezclas para difusor y espráis antibacterianos para la casa. También se usa habitualmente para limpiar los espráis y eliminar gérmenes y conseguir un aroma dulce y a hogar. Se puede añadir a ungüentos y pomadas que ayuden a aliviar los dolores musculares, los dolores por flatulencia y los calambres menstruales. (Para recetas potenciadoras del sistema inmunitario, véase el capítulo cinco, página 100).

Acciones terapéuticas: afrodisíaco, analgésico, anestésico, antibacteriano, antiespasmódico, antiinflamatorio, antiséptico, antiviral, carminativo, emenagogo, estimulante, fungicida, inmunoestimulante, insecticida.

Combina bien con los aceites de: aguja de abeto, bergamota, cilantro, clavo, incienso, jengibre, lavanda, limón, mejorana dulce, menta, naranja dulce, pimienta negra, pomelo, romero.

Sustitutos: clavo, jengibre, orégano.

Citronela

Cymbopogon winterianus

ALIMONADO, CÍTRICO, BRILLANTE

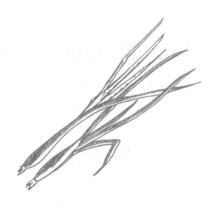

Procedencia: China, India, Indonesia y Vietnam.

Método de extracción: destilación a vapor de la planta.

Descripción: el aceite esencial de citronela es entre amarillo y amarillo amarronado, y desprende un fresco aroma cítrico y herbario.

Precauciones: ninguna.

Usos: artritis y dolor reumático, dolor muscular, neuralgia, repelente de insectos, cuidado de la piel con acné/grasa, eccema, dermatitis, depresión, sudoración excesiva, olor corporal, síndrome premenstrual, ayuda en resfriados y la gripe, calambres menstruales, hongos, limpieza y tratamiento de heridas, ayuda al sistema inmunitario, gases, tos, congestión, piojos, caspa, fiebre.

Aplicaciones: el aceite esencial de citronela es bien conocido por sus poderes insecticidas. Además, se puede añadir a ungüentos, lociones, espráis corporales y velas, entre otras cosas para ahuyentar toda clase insectos y acabar con ellos. Asimismo, se puede mezclar con otros aceites para elaborar una pomada que facilite la respiración (o utilizarlo con el difusor), para abrir las vías respiratorias y aliviar la tos espasmódica. Sus propiedades fungicidas lo convierten en ingrediente ideal para ungüentos destinados a acabar con los hongos y para los champús anticaspa. También se usa para tratar el acné en los limpiadores y tónicos faciales.

Acciones terapéuticas: analgésico, antibacteriano, antidepresivo, antiespasmódico, antiinflamatorio, antimicrobiano, antipirético, antiséptico, astringente, bactericida, desodorante, diaforético, digestivo, diurético, emenagogo, estimulante, fungicida, insecticida.

Combina bien con los aceites de: aguja de abeto, albahaca, árbol de té, bergamota, cilantro, eucalipto, hierba de limón, lavanda, limón, naranja dulce, madera de cedro, pino, pomelo, romero, rosalina.

Sustitutos: eucalipto, hierba de limón, limón, melisa (toronjil).

Amaro

Salvia sclarea

FLORAL, HERBÁCEO, TIERRA

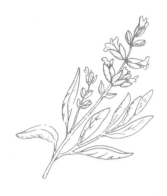

Procedencia: Francia y Estados Unidos.

Método de extracción: por destilación a vapor de los extremos florales y las hojas.

Descripción: puede ser incoloro o de color amarillo u oliva pálidos, y desprende un olor dulce, afrutado, floral y herbáceo.

Precauciones: no se debe usar durante el embarazo, pero sí se puede en el parto y durante la lactancia.

Usos: espasmos musculares, reducir la inflamación, aliviar el dolor, calambres menstruales, síndrome premenstrual, parto, menopausia, asma, exceso de sudoración, piel grasa, pelo graso, caspa, ansiedad, estrés, depresión, tensión nerviosa, equilibrio de las emociones hormonales, fatiga nerviosa.

Aplicaciones: el aceite esencial de amaro es extraordinario para la relajación, y se usa en abundancia para elaborar productos destinados a la buena salud de la mujer, entre ellos pomadas para los calambres menstruales, mezclas para difusor para el síndrome premenstrual y *roll-ons* de aromaterapia para equilibrar el estrés. También puede ayudar a regular los ciclos menstruales mediante masajes abdominales. Es un aceite que se usa en productos para el cuidado del cabello y la piel, y puede ayudar a evitar la caspa (añade diez gotas de aceite de amaro a tu champú y agita la botella para que se mezclen bien). Cuando el estrés, la ansiedad y las hormonas consiguen hacerse conmigo, pulverizo con el difusor toda la casa con aceites esenciales de amaro y de pomelo para calmar a ese dragón que llevo dentro.

Acciones terapéuticas: afrodisíaco, animoso, antibacteriano, antidepresivo, antiespasmódico, antiséptico, astringente, calmante, carminativo, desodorante, digestivo, emenagogo, hipotensor, sedativo, vulnerario.

Combina bien con los aceites de: bergamota, cilantro, incienso, lavanda, limón, madera de cedro, manzanilla, mejorana dulce, naranja dulce, pomelo, rosa, rosalina.

Sustitutos: geranio, manzanilla, salvia.

30 aceites esenciales para principiantes

Clavo

Syzygium aromaticum

ESPECIADO, CÁLIDO,
RECONFORTANTE

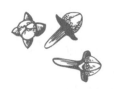

Procedencia: Indonesia y Sri Lanka.

Método de extracción: por destilación a vapor de los botones secos de las flores.

Descripción: el aceite esencial de clavo es de color amarillo y desprende un aroma cálido y especiado, como el de los botones de la planta de la que procede.

Precauciones: el aceite de clavo es un potencial agente irritante y sensibilizador de la piel. No se debe usar si se toman medicamentos inhibidores de la monoamina oxidasa, inhibidores selectivos de la recaptación de la serotonina o anticoagulantes. El aceite esencial de clavo es potente, por lo que se recomienda una dilución máxima del 0,5% o cinco gotas de aceite por cada 30 mililitros (dos cucharadas) de aceite portador.

Usos: previene el resfriado y la gripe, estimula la digestión, recupera el apetito, alivia los gases, dolor reumático, artritis, esguinces, cuidado dental, prevención de las caries, dolor de muelas, repelente de insectos, mal aliento, diarrea, analgésico, infecciones por hongos, inflamación, piojos, hiedra venenosa, picaduras de insectos.

Aplicaciones: el aceite esencial de clavo se puede usar tópicamente con masajes, compresas, pomadas y *roll-ons*. También se puede usar por inhalación con vaporizadores de ducha, difusores e inhaladores personales para eliminar gérmenes de las superficies de la casa.

Acciones terapéuticas: analgésico, antibacteriano, antiespasmódico, antiinflamatorio, antimicrobiano, antioxidante, antiséptico, antiviral, carminativo, estimulante, estomacal, expectorante, fungicida, insecticida.

Combina bien con los aceites de: aguja de abeto, bergamota, canela, citronela, jengibre, lavanda, limón, menta, naranja dulce, pino, pomelo, romero, rosa, vainilla.

Sustitutos: canela, orégano.

Ciprés

Cupressus sempervirens

LEÑOSO, LIMPIO, FRESCO

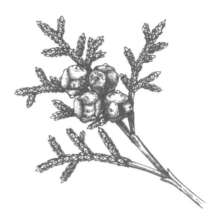

Procedencia: Francia, Marruecos y España.

Método de extracción: por destilación a vapor de las ramitas y las agujas.

Descripción: el aceite esencial de ciprés es un líquido casi traslúcido o de un color amarillo pálido y tiene el olor característico de los bosques de cipreses, con un dulce aroma balsámico y un punto de olor a pino o a baya de enebro.

Precauciones: ninguna.

Usos: venas varicosas, hemorroides, períodos menstruales abundantes, regulación menstrual, dismenorrea, calambres menstruales, síntomas menopáusicos, acaloramientos graves, tos, bronquitis, tosferina, cuidado de la piel con acné/grasa, sudoración excesiva, olor corporal, asma, sinusitis, alergias estacionales, dolores musculares, cura de heridas, fiebre, repelente de insectos, problemas de sueño, congestión del pecho, cuidado del resfriado/la gripe, desinfectante, aromas masculinos.

Aplicaciones: el aceite esencial de ciprés es poderoso y es como una central eléctrica que se puede utilizar en múltiples aplicaciones, entre ellas de forma tópica en ungüentos o aceites para masajes, para el dolor muscular, los calambres menstruales, la tos y la congestión, y las venas varicosas. Se puede añadir al agua de baños relajantes o a espráis y velas con los que repeler mejor a los bichos del patio trasero. Mezclado con un tónico o hidratante faciales, puede tonificar la piel y combatir el acné. ¿Son las alergias estacionales, la sinusitis o la congestión una pesadilla para tu familia? Pulveriza con aceite esencial de ciprés las habitaciones o sírvete del vaporizador de ducha para que puedas respirar mejor. Mezcla diez gotas de aceite esencial de ciprés con cuatro gotas de aceite esencial de limón y 30 mililitros (dos cucharadas) de aceite portador y aplícalo

30 aceites esenciales para principiantes

tópicamente al pecho durante la estación de las alergias para propiciar un sistema respiratorio saludable.

Acciones terapéuticas: analgésico, antibacteriano, antiespasmódico, antiinflamatorio, antipirético, antiséptico, astringente, descongestionante, desodorante, diurético, emenagogo, estíptico, expectorante, insecticida, sedante.

Combina bien con los aceites de: aguja de abeto, árbol de té, bergamota, cilantro, citronela, eucalipto, incienso, lavanda, limón, madera de cedro, mejorana dulce, naranja dulce, pomelo, romero, rosalina.

Sustitutos: aguja de abeto, baya de enebro, pino.

Cilantro

Coriandrum sativum

RELUCIENTE, DULCE, AFRUTADO

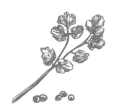

Procedencia: Hungría, Rusia y Ucrania.

Método de extracción: se trituran las semillas y se destilan a vapor.

Descripción: el aceite esencial de cilantro es de color amarillo entre claro y pálido, y su aroma, ligeramente dulce, especiado y herbáceo.

Precauciones: ninguna.

Usos: estrés, ansiedad, fatiga mental, flatulencia, indigestión, calambres menstruales, dolor muscular, artritis, reumatismo, depresión, afrodisíaco, migrañas, olor corporal, cuidado de cortes y heridas, quemaduras, inflamación, eccema, dermatitis, infecciones por hongos, ayuda al sistema inmunitario, estimulación del apetito, relajación, sueño, acné, fortalecimiento del cabello, pie de atleta, tiña, náuseas, vómitos, refrescante del aire.

Aplicaciones: el aceite esencial de cilantro es un estimulante que se puede añadir a cualquier aplicación. Mezclado con ungüentos, puede ayudar a limpiar y tratar heridas, aliviar la inflamación de la piel, combatir el pie de atleta y la tiña, y aplacar los calambres menstruales. Se puede diluir en aceite de masaje y aplicar la mezcla sobre el abdomen para facilitar la digestión y aliviar los gases. También se puede usar en mezclas para difusor, *roll-ons* de aromaterapia y vaporizadores de ducha para refrescar un determinado espacio y levantar el ánimo. Para problemas de acné, el aceite esencial de cilantro puede servir para limpiar y suavizar la piel. Para un excelente tratamiento de los brotes de acné, mezcla cinco gotas del aceite esencial de cilantro, tres gotas del de árbol de té y tres gotas del de lavanda, y completa la botella con aceite de semillas de cáñamo. Aplica el *roll-on* directamente sobre los brotes de acné y deja que actúe toda la noche.

Acciones terapéuticas: afrodisíaco, analgésico, antibacteriano, antidepresivo, antiespasmódico, antifúngico, antiinflamatorio, antioxidante, ayuda al sistema inmunitario, carminativo, estimulante, sedante.

Combina bien con los aceites de: aguja de abeto, albahaca, amaro, bergamota, eucalipto, hierba de limón, hierbabuena, jengibre, lavanda, limón, manzanilla, naranja dulce, pomelo, romero, rosa, rosalina.

Sustitutos: bergamota, lavanda, mejorana dulce.

Eucalipto

Eucalyptus globulus

HERBÁCEO, ALCANFORADO, REFRESCANTE

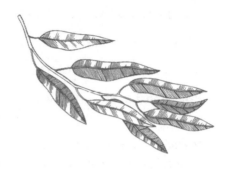

Procedencia: Australia, China, India, Portugal, Sudáfrica y España.

Método de extracción: por destilación a vapor de las hojas.

Descripción: el aceite esencial de eucalipto muestra unos tonos que van del amarillo claro al pálido y desprende un olor dulce, refrescante y alcanforado, con trasfondos suaves y leñosos.

Precauciones: no se debe usar en bebés y niños menores de seis años. Su contenido en 1,8-cineol puede ralentizar la respiración en los niños pequeños. Tampoco hay que aplicarlo en la cara de niños pequeños ni manipularlo cerca de ella. El aceite esencial de eucalipto puede ser tóxico si se traga. En caso de ingestión accidental, hay que llamar a urgencias o al pediatra y no provocar el vómito. Si observas signos y síntomas de envenenamiento, dirígete a la sala de urgencias del hospital más próximo y asegúrate de llevarte la botella cuyo contenido se haya ingerido.

Usos: depresión, ansiedad, refrescar el aire, congestión, tos, alergias estacionales, expulsar los mocos, bronquitis, asma, sinusitis, garganta irritada, resfriado/gripe, fiebre, ayuda al sistema inmunitario, esguinces, herpes, varicela, picores, acné, cura de cortes y heridas, quemaduras, claridad mental, estimulación mental, olor corporal, limpieza antiséptica, repelente de insectos, eliminar hongos y moho, refrescar la taza del inodoro.

Aplicaciones: el aceite esencial de eucalipto tiene muy diversas aplicaciones, pero la más conocida son los ungüentos llamados *vaporrubs*. Su efectividad para abrir las vías respiratorias lo convierte en un magnífico ingrediente para los difusores, los vaporizadores de ducha, los humidificadores y los *rollons* de aromaterapia para la tos, la congestión y las alergias estacionales. Añadido a un aceite para masaje o un baño relajante, el aceite esencial de eucalipto puede ayudar a aliviar el dolor muscular y artrítico, y los picores de la piel irritada. Por su naturaleza altamente antiséptica y su aroma refrescante, es el ingrediente perfecto para los espráis limpiadores en general,

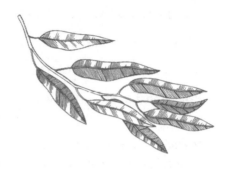

los del cuarto de baño y los de los muebles. Si quieres un espray refrescante y antiséptico para la ropa y los muebles, mezcla veinte gotas de aceite esencial de eucalipto, veinte de pomelo, veinte de limón, veinte de naranja dulce y veinte de cilantro en una botella pulverizadora de 120 mililitros, y complétala con agua. Agita la mezcla antes de cada uso y pulveriza los muebles, las almohadas y la ropa, y después haz lo mismo con la secadora para que la ropa no se arrugue y huela a frescor.

Acciones terapéuticas: analgésico, antibacteriano, anticonvulsivo, antidepresivo, antiespasmódico, antifúngico, antiinflamatorio, antimicrobiano, antioxidante, antipirético, **antitusivo**, antiviral, descongestionante, desodorante, estimulante, expectorante, insecticida, sedante, vulnerario.

Combina bien con los aceites de: aguja de abeto, albahaca, bergamota, canela, cilantro, citronela, hierbabuena, lavanda, limón, madera de cedro, manzanilla, mejorana dulce, menta, naranja dulce, orégano, pomelo, rosalina.

Sustitutos: aguja de abeto, ciprés, hierbabuena, rosalina.

30 aceites esenciales para principiantes

Aguja de abeto

Abies balsamea
Abies sibirica

FRESCO, LEÑOSO, BOSCOSO

Procedencia: Canadá y Rusia.

Método de extracción: por destilación a vapor de las ramitas y las agujas.

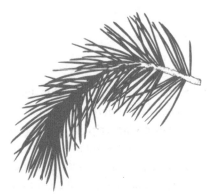

Descripción: el aceite esencial de aguja de abeto es de color amarillo pálido y su aroma es el de un delicioso bálsamo dulce y el propio de las coníferas.

Precauciones: ninguna.

Usos: sustituto del eucalipto para los niños, tos, resfriados, congestión, dolores musculares, alivio del dolor, alergias estacionales, reumatismo, artritis, catarro, problemas respiratorios, limpieza y tratamiento de heridas, ayuda al sistema inmunitario, mucosidades, cuidado de la piel, dolor menstrual, regulación menstrual, fatiga, refrescante de espacios, colonia para hombre, limpieza de la casa, tiña, pie de atleta.

Aplicaciones: el aceite esencial de aguja de abeto tiene diversas aplicaciones, entre ellas la de alternativa a las friegas pectorales con eucalipto en el caso de los niños, mezclas contra la tos/congestión para difusor y vaporizadores de ducha. Sus propiedades antisépticas también lo convierten en alternativa segura para los niños al eucalipto de los espráis limpiadores de gérmenes y las mezclas para difusores. Se puede usar tópicamente para aliviar los dolores musculares en un ungüento o un aceite para masajes. Añadido a un difusor o un espray, refresca el aire y levanta el ánimo. El olor a bosque del aceite esencial de aguja de abeto hace que sea un ingrediente perfecto para las colonias para hombres, lociones para después del afeitado y cremas capilares. ¿Te pica el cuero cabelludo, está reseco o tiene escamas? Añade cinco gotas de aceite esencial de aguja de abeto por cada 30 mililitros (dos cucharadas) del champú que suelas usar, para combatir la caspa, equilibrar los aceites naturales del cuero cabelludo y sacar el brillo natural de tu cabello.

Acciones terapéuticas: analgésico, antibacteriano, antiespasmódico, antifúngico, antiinflamatorio, antimicrobiano, antiséptico, antitusivo, astringente, desodorante, emenagogo, estimulante, expectorante, vulnerario.

Combina bien con los aceites de: albahaca, árbol de té, bergamota, cilantro, citronela, clavo, eucalipto, hierbabuena, lavanda, limón, madera de cedro, mejorana dulce, menta, naranja dulce, orégano, pino, romero, rosalina.

Sustitutos: eucalipto, mejorana dulce, rosalina.

30 aceites esenciales para principiantes

Incienso

Boswellia carterii

TERROSO, AMADERADO, ESPECIADO

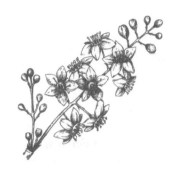

Procedencia: Francia, Omán, Arabia Saudí, Somalia, Etiopía occidental, India occidental y Yemen.

Método de extracción: por destilación a vapor de la gomorresina de la planta.

Descripción: el aceite esencial de incienso es de color entre amarillo y ámbar pálidos, con un fuerte olor fresco y parecido al del terpeno, con fondos terrosos y notas de limón verde.

Precauciones: ninguna.

Usos: alivio del dolor, artritis, problemas respiratorios, asma, bronquitis, catarros, cuidado de la piel, piel seca, arrugas, celulitis, cicatrices, ayuda al sistema inmunitario, tiña, resfriado/gripe, dolores menstruales, insomnio, dolor muscular, gases, molestias estomacales, náuseas, acné, cura de cortes/heridas, exceso de mocos.

Aplicaciones: el aceite esencial de incienso se puede usar en múltiples aplicaciones, entre ellas ungüentos para el dolor muscular, fortalecer el sistema inmunitario, alivio del resfriado y la gripe, y la congestión del pecho. También se puede añadir a productos para el cuidado facial y de la piel, de modo que ayude a mejorar el cutis, suavizar las arrugas y tratar las heridas. Puesto en el difusor, el vaporizador de ducha o el inhalador personal, el incienso agudiza la concentración, alivia la congestión y estimula el sistema inmunitario. Por su excelente capacidad de acabar con todo tipo de gérmenes, también es de gran utilidad para la limpieza de la casa después de alguna enfermedad familiar.

Acciones terapéuticas: analgésico, antifúngico, antiinflamatorio, antioxidante, antiséptico, astringente, carminativo, **cicatrizante**, digestivo, diurético, emenagogo, expectorante, sedante, vulnerario.

Combina bien con los aceites de: aguja de abeto, amaro, bergamota, canela, cilantro, lavanda, limón, madera de cedro, manzanilla, mejorana dulce, naranja dulce, pimienta negra, pino, romero, *ylang-ylang*.

Sustitutos: albahaca, árbol de té, lavanda.

Geranio

Pelargonium x asperum
Pelargonium graveolens

FLORAL, DULCE, FEMENINO

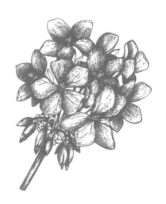

Procedencia: Egipto, Francia, Italia y España.

Método de extracción: por destilación a vapor de las flores y las hojas.

Descripción: según sea su procedencia, el color del aceite esencial de geranio puede ir del verde oliva y el amarillo medio más oscuro al verde oscuro o el amarillo amarronado. Es un aceite con un olor extremadamente floral y a limón, con suaves notas herbáceas.

Precauciones: ninguna.

Usos: celulitis, cuidado de la piel, cura de cortes/heridas, limpiador antibacteriano para heridas, diurético, eccema, psoriasis, acné, quemaduras, jaquecas, insomnio, calambres menstruales, fluctuaciones hormonales, menopausia.

Aplicaciones: el aceite esencial de geranio es extremadamente agradable y se puede usar en muchas aplicaciones, entre ellas ungüentos antibacterianos, cuidado de la piel, lociones y *roll-ons* de aromaterapia. Añadido al difusor, el geranio ayudará a rebajar la tensión y el estrés. Siempre que salgo a andar en verano, añado aceite de geranio a mi espray repelente de bichos para alejar a las garrapatas. (Sobre mi receta favorita con aceite esencial de geranio, véase, en la página 153, el «ungüento calmante de la tía Flo».

Acciones terapéuticas: analgésico, ansiedad, antibacteriano, antidepresivo, antidiabético, antiinflamatorio, antiséptico, astringente, cicatrizante, depresión, desodorante, diurético, emenagogo, estíptico, estrés, hepático, insecticida, sedante, tensión.

Combina bien con los aceites de: amaro, bergamota, ciprés, citronela, clavo, hierba de limón, jengibre, lavanda, limón, mandarina, manzanilla, menta, naranja dulce, pomelo, rosa.

Sustitutos: árbol de té, lavanda, manzanilla, rosalina.

Jengibre

Zingiber officinale

ESPECIADO, CÁLIDO

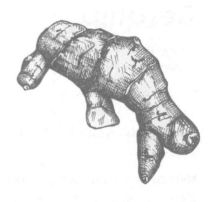

Procedencia: África, Alemania, Australia, China, India y sureste asiático.

Método de extracción: por destilación a vapor o extracto de CO_2 de la raíz.

Descripción: el aceite esencial de jengibre es de un color que va del amarillo pálido al ámbar claro, y tiene un aroma cálido, leñoso, especiado, dulce y terroso.

Precauciones: el aceite esencial de jengibre no se debe usar en niños menores de dos años. Para su uso tópico, se recomienda una dilución máxima del 1%, o nueve gotas de aceite por 30 mililitros (dos cucharadas) de aceite portador.

Usos: problemas de circulación, manos y pies fríos, fatiga cardíaca, angina de pecho, problemas digestivos, distensión abdominal y flatulencia, reumatismo, artritis, dolor muscular, tos, sinusitis, irritación de la garganta, ayuda al sistema inmunitario, calambres menstruales.

Aplicaciones: el aceite esencial de jengibre funciona bien en las aplicaciones para masajes tópicos contra el dolor muscular, los calambres menstruales y los problemas digestivos. A través del difusor o el inhalador personal, este aceite puede ayudar a paliar las náuseas y aliviar la tos y las migrañas. (Para una receta de inhalador de aromaterapia para las náuseas, con una mezcla de jengibre y menta, véase la página 119).

Acciones terapéuticas: analgésico, antidepresivo, antiespasmódico, antiinflamatorio, antináuseas, antipirético, antiséptico, carminativo, digestivo, diurético, estomacal, estimulante, expectorante, sudorífico, tónico.

Combina bien con los aceites de: aguja de abeto, bergamota, cilantro, clavo, incienso, lavanda, limón, madera de cedro, manzanilla, mejorana dulce, menta, naranja dulce, pomelo, rosa, rosalina, *ylang-ylang*.

Sustitutos: canela, menta, pimienta negra.

30 aceites esenciales para principiantes

Pomelo

Citrus paradisi

ANIMOSO, CÍTRICO, ALEGRE

Procedencia: Israel, Nigeria, Estados Unidos e Indias Occidentales.

Método de extracción: el habitual es el prensado en frío de la piel del fruto, pero también se puede destilar a vapor.

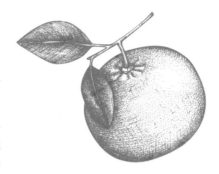

Descripción: el color del aceite esencial de pomelo puede ir del naranja amarillento al amarillo verdoso. Sobresale una nota de cítrico fresco, de olor vivo, dulce y fuerte.

Precauciones: si el aceite se ha oxidado, su uso tópico puede sensibilizar la piel. El aceite esencial de pomelo es fototóxico si se usa una dilución de más del 4%, o treinta y seis gotas de aceite por 30 mililitros (dos cucharadas) de aceite portador. En este caso, se recomienda permanecer alejado del sol durante doce horas después de aplicar la dilución.

Usos: reductor del apetito, celulitis, estimulante del sistema linfático, mejora del estado de ánimo, favorece la digestión, piel con acné/grasa, ansiedad, depresión, deshace la grasa, ayuda al sistema inmunitario, prevención del resfriado y la gripe, diurético, desintoxicante del cuerpo, estimula el crecimiento del cabello, dolores de cabeza, resacas, agotamiento, estrés.

Aplicaciones: el aceite esencial de pomelo se puede usar en cosmética (si la dilución es del 4%), con el difusor y en masajes, ungüentos, cremas y baños, entre otras aplicaciones. En limpiadores y tónicos faciales también puede ayudar a aliviar el acné o la piel grasa.

Acciones terapéuticas: antibacteriano, antidepresivo, antiséptico, astringente, **depurativo**, desinfectante, digestivo, diurético, estimulante, restaurador, tónico.

Combina bien con los aceites de: aguja de abeto, albahaca, bergamota, cilantro, citronela, geranio, lavanda, limón, naranja dulce, romero, rosa, rosalina.

Sustitutos: albahaca, bergamota, menta, naranja dulce.

Lavanda

Lavandula angustifolia
Lavandula officinalis

CALMANTE, RELAJANTE,
SANADOR

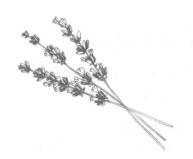

Procedencia: Inglaterra, Francia, Tasmania y Yugoslavia.

Método de extracción: por destilación a vapor de las espigas florales.

Descripción: el color del aceite esencial de lavanda varía entre el amarillo claro y el pálido. Combina bien con la mayoría de los aceites y desprende un aroma floral y herbáceo con subtonos balsámicos y leñosos.

Precauciones: ninguna.

Usos: quemaduras, inflamación, cura de cortes y heridas, eccema, dermatitis, desvanecimiento, jaquecas, gripe, insomnio, histeria, migrañas, náuseas, tensión nerviosa, infecciones, problemas bacterianos, llagas, úlceras, acné, forúnculos, asma, reumatitis, artritis, concentración, estrés, ansiedad, problemas de sueño, sosiego de la mente, jabón antiséptico de manos, limpiadores en general, detergente, lavado de la ropa, repelente de insectos, problemas del jardín, pulgas, aquietar a los perros.

Aplicaciones: el aceite esencial de lavanda se puede usar tópicamente o por inhalación. Hay muchas formas de utilizarlo, incluidos los ungüentos, espráis, lociones/cremas, baños, inhaladores personales y difusores. Pon un poco de aceite esencial de lavanda en un difusor para que te ayude a mitigar el estrés, la ansiedad y el insomnio. Para una rutina tranquilizante cuando vayas a acostarte y que te alivie dolores que puedan aparecer, diluye entre tres y cinco gotas y vierte la mezcla bajo el grifo mientras llenas la bañera para relajarte en un baño de espuma.

Acciones terapéuticas: analgésico, antibacteriano, antidepresivo, antiespasmódico, antiinflamatorio, antimicrobiano, antiséptico, antiviral, carminativo, desodorante, insecticida, nervino, sedante, vulnerario.

Combina bien con los aceites de: amaro, bergamota, cilantro, citronela, clavo, eucalipto, geranio, limón, madera de cedro, naranja dulce, pomelo, romero, rosa, rosalina, siempreviva, vainilla.

Sustitutos: árbol de té, cilantro, manzanilla, rosalina.

Limón

Citrus limon

RADIANTE, CÍTRICO, AFRUTADO

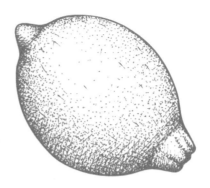

Procedencia: Italia y Estados Unidos.

Método de extracción: por prensado en frío o destilación a vapor de la piel del fruto.

Descripción: el color del aceite esencial de limón va del amarillo claro al pálido y desprende un aroma a limón recién exprimido que resulta radiante y animoso.

Precauciones: el aceite esencial de limón prensado en frío te puede provocar una reacción fototóxica si te lo aplicas tópicamente y después te expones al sol. Para evitarla, utiliza aceite de limón prensado en frío en una dilución máxima del 2% (dieciocho gotas por 30 mililitros de aceite portador) o utiliza aceite esencial de limón destilado a vapor, que no es fototóxico.

Usos: estrés, depresión, claridad mental, fatiga, alergias estacionales, náuseas, gases, estómago revuelto, reductor del apetito, piel con acné/grasa, piel seca y agrietada, cicatrices, arrugas, celulitis, cuidado del cabello, bálsamo antibacteriano, infecciones por hongos, síntomas de resfriado/gripe, cura de cortes y heridas, fiebre, lavado de suelos, limpieza de la madera, espráis contra insectos, limpiador del moho, refrescar la taza del inodoro, lavado de la ropa, refrescante, vigorizante, desinfectante de gérmenes.

Aplicaciones: el aroma fresco y ácido del limón es ideal para diversas aplicaciones, entre ellas ungüentos, inhaladores de aromaterapia, mezclas para difusores, productos de limpieza, velas, espráis y muchas más. Añadido a ungüentos para curas y productos para el cuidado de la piel, el aceite esencial de limón es capaz de limpiar y resolver problemas cutáneos, dando lustre a la piel y borrando las cicatrices. El aceite esencial de limón se añade a las mezclas para difusor para levantar el ánimo, eliminar el estrés y conseguir mayor energía. No solo eso, sino que el limón inhalado también puede ayudar a aliviar las alergias

30 aceites esenciales para principiantes

estacionales, abrir las vías respiratorias y estimular la función inmunitaria. En los productos de limpieza, puede disolver la grasa, ayudar a eliminar las manchas y blanquear las esquinas mohosas del baño.

Acciones terapéuticas: analgésico, antibacteriano, antidepresivo, antifúngico, antiinflamatorio, antimicrobiano, antioxidante, antirreumático, antiséptico, antiviral, astringente, ayuda al sistema inmunitario, bactericida, bronquiodilatador, carminativo, cicatrizante, digestivo, expectorante, febrífugo, vulnerario.

Combina bien con los aceites de: aguja de abeto, albahaca, árbol de té, bergamota, cilantro, ciprés, citronela, eucalipto, geranio, hierbabuena, incienso, lavanda, madera de cedro, manzanilla, mejorana dulce, naranja dulce, orégano, pomelo, romero.

Sustitutos: hierba de limón, lima, pomelo.

30 aceites esenciales para principiantes

Hierba de limón

Cymbopogon flexuosus

REJUVENECEDOR, ALIMONADO, VERDE

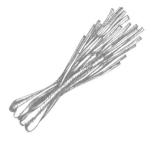

Procedencia: India y Sri Lanka.

Método de extracción: por destilación a vapor de la hierba.

Descripción: de color amarillento o cercano al ámbar, el aceite esencial de hierba de limón tiene un fuerte aroma cítrico, fresco, herbáceo y de césped recién cortado.

Precauciones: si no se diluye debidamente, el aceite esencial de hierba de limón puede irritar la piel. Para aplicaciones tópicas, y para evitar irritaciones, se recomienda una dilución máxima del 0,7% (seis gotas de aceite esencial por 30 mililitros de aceite portador). No se debe usar en niños menores de dos años. Tampoco es seguro en mujeres embarazadas o madres lactantes. El aceite esencial de hierba de limón puede interactuar con determinados medicamentos para la diabetes.

Usos: resfriados, dolor de cabeza, dolor de estómago, dolor reumático, piel con acné/grasa, desodorante, crema antifúngica, ungüento antibacteriano, repelente de insectos, desinfectante del aire, colitis, indigestión, gastroenteritis, torceduras, esguinces, moretones, dislocaciones, depresión, claridad mental, concentración, fiebre.

Aplicaciones: el aceite esencial de hierba de limón se puede aplicar tópicamente y por inhalación. Es un buen ingrediente para ungüentos antibacterianos y antifúngicos, desodorantes caseros, lociones/cremas y *roll-ons* de aromaterapia. Pulveriza hierba de limón por toda la casa para levantarte el ánimo y limpiar el aire. El delicioso aroma de la hierba de limón que tanto nos gusta repele a muchos insectos, por lo que es un ingrediente perfecto para los espráis y velas contra los bichos.

Acciones terapéuticas: analgésico, antifúngico, antiinflamatorio, antimicrobiano, antioxidante, antiparásitos, antipirético, antiséptico, antiviral, astringente, bactericida, carminativo, desodorante, digestivo, fungicida, insecticida, nervino, sedante, tónico.

Combina bien con los aceites de: albahaca, árbol de té, bergamota, cilantro, citronela, eucalipto, jengibre, lavanda, limón, madera de cedro, pomelo, romero, rosalina.

Sustitutos: citronela, eucalipto, limón.

Orégano

Origanum vulgare
Origanum compactum

ESPECIADO, MEDICINAL, HERBÁCEO

Procedencia: Hungría, España y Turquía.

Método de extracción: por destilación a vapor de los extremos florales y las hojas.

Descripción: el aceite esencial de orégano tiene un color que va del amarillo oscuro al pálido y desprende un aroma especiado, cálido y herbáceo con subtonos alcanforados.

Precauciones: no se debe usar durante el embarazo ni la lactancia. Tampoco es seguro aplicarlo a niños menores de dos años. El aceite esencial de orégano hace entrar en calor, y para su uso tópico se recomienda una dilución máxima del 1% o nueve gotas por 30 mililitros (dos cucharadas) de aceite portador. No hay que confundirlo con el aceite suplemento de orégano, un aceite portador obtenido por infusión de la planta fresca.

Usos: relajación, rigidez muscular, estrés, insomnio, síndrome de las piernas inquietas, constipados, congestión, mucosidad excesiva, garganta irritada, resfriado/gripe, ayuda al sistema inmunitario, calambres menstruales, regulación menstrual, dolor muscular, artritis, alergias estacionales, sinusitis, infecciones fúngicas, pie de atleta, jaquecas, limpiador antiséptico de superficies, refrescar/limpiar el aire, desinfectante del baño, psoriasis, acné, eccema, picores de la piel irritada, picaduras de insectos, repelente de insectos, digestión.

Aplicaciones: el uso del aceite esencial de orégano es muy habitual en el caso de náuseas. Es extremadamente antiséptico y se suele usar en mezclas para difusor, espráis limpiadores y geles de manos antibacterianos para matar los gérmenes y estimular el sistema inmunitario. Añadido a ungüentos y aceites para masajes, el orégano puede ayudar a relajar la tensión muscular, aliviar la tos y la congestión, mitigar los calambres menstruales y reducir los síntomas premenstruales. Al inicio de un resfriado, pon cinco gotas de aceite esencial de orégano en un vaporizador de ducha. Relájate con una ducha caliente y aspira los vapores para estimular el sistema inmunitario, aliviar la congestión y acortar la duración del resfriado. Si es necesario, repite el proceso.

Acciones terapéuticas: analgésico, antibacteriano, antiespasmódico, antifúngico, antiinfeccioso, antiinflamatorio, antioxidante, antiparasitario, antiséptico, antitusivo, antiviral, ayuda al sistema inmunitario, digestivo, emenagogo, expectorante.

Combina bien con los aceites de: aguja de abeto, árbol de té, bergamota, cilantro, citronela, eucalipto, lavanda, limón, manzanilla, mejorana dulce, menta, naranja dulce, pomelo, romero, rosalina.

Sustitutos: árbol de té, clavo, mejorana dulce, tomillo.

30 aceites esenciales para principiantes

Menta

Mentha x piperita

FRESCO, MENTOLADO, REFRESCANTE

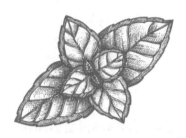

Procedencia: Europa meridional y Estados Unidos.

Método de extracción: por destilación a vapor de las hojas.

Descripción: de color entre el amarillo y el oliva pálidos, el aceite esencial de menta es viscoso y desprende un aroma fresco, mentolado y herbario, con subtonos dulces y balsámicos.

Precauciones: por su contenido en mentol y 1,8-cineol, no se debe usar con niños menores de seis años. Tampoco se debe aplicar en la cara de los niños ni manipularlo cerca de ella. Para su uso tópico se recomienda una dilución máxima del 5% o cuarenta y cinco gotas por 30 mililitros (dos cucharadas) de aceite portador.

Usos: problemas digestivos, colon, náuseas, reflujo ácido, dispepsia, dolores estomacales, diarrea, flatulencia, dolores musculares, dentífrico, higiene bucal, descongestionante, alivio del dolor, enfriamiento de quemaduras, irritación de la piel, acné, problemas circulatorios, jaquecas/migrañas, síntomas gripales y de resfriado, limpieza del sistema linfático, fiebre.

Aplicaciones: el aceite esencial de menta se puede usar en aplicaciones destinadas a la higiene de la boca, entre ellas el dentífrico y el enjuague bucal caseros. Es ideal para cremas para la piel, espráis refrescantes y *roll-ons*. Es habitual inhalarlo para aliviar la congestión, con vaporizadores de ducha, difusores e inhaladores personales.

Acciones terapéuticas: analgésico, antibacteriano, antiespasmódico, antifúngico, antiinflamatorio, antimicrobiano, antiséptico, astringente, carminativo, digestivo, estimulante, expectorante, febrífugo, insecticida, nervino, sedante, vasoconstrictor.

Combina bien con los aceites de: aguja de abeto, albahaca, árbol de té, cilantro, eucalipto, hierbabuena, lavanda, limón, mejorana dulce, pino, pimienta negra, romero, rosalina, tomillo.

Sustituto: hierbabuena.

Rosalina

Malaleuca ericifolia

FLORAL, ALIMONADO, MEDICINAL

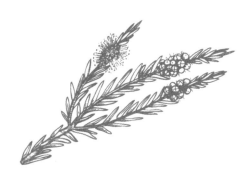

Origen: Australia.

Método de extracción: por destilación a vapor de las hojas.

Descripción: el aceite esencial de rosalina es de color amarillo pálido y desprende un suave aroma a limón, medicinal y con tonos florales.

Precauciones: ninguna.

Usos: asma, alergias estacionales, alivio de las quemaduras, cuidado para después del sol, espráis para insectos, catarro, tos, congestión, expulsión de los mocos, irritación de garganta, resfriado, estornudos, moquillo, circulación, síntomas de resfriado/gripe, infecciones del oído, jaquecas, alivio de los picores, fiebre, gérmenes, ayuda al sistema inmunitario, alivio del dolor, dolor muscular, calambres menstruales, verrugas, depresión, ansiedad, refrescar el aire, varicela, acné, cura de cortes/heridas, claridad mental, olor corporal, espráis de limpieza antiséptica, insomnio, estrés, tensión.

Aplicaciones: el aceite esencial de rosalina es una alternativa suave y segura al de eucalipto para los niños y se puede utilizar en cualquier aplicación que requiera eucalipto.

Añadido a ungüentos, aceites para masajes, mezclas para difusores e inhaladores para aromaterapia, el aceite esencial de rosalina puede ayudar a abrir las vías respiratorias y aliviar la tos, la congestión y las mucosidades. Se suele añadir a los productos para el cuidado de la piel, entre ellos los tónicos faciales, los hidratantes y las cremas para tratar las cicatrices del acné, la piel seca y agrietada, los cortes y las abrasiones. Las propiedades insecticidas de la rosalina la convierten en el ingrediente ideal de los tratamientos contra los piojos y de los espráis para combatir a los bichos sin que afecte a los niños. ¿Le duele la cabeza a tu pequeño? Pon quince gotas de aceite esencial de rosalina y diez gotas del de lavanda en una botella *roll-on* de aromaterapia de 15 mililitros. Agita la mezcla y complétala con un aceite portador. Pasa el *roll-on* por las sienes y la parte posterior del cuello, aplicando un suave masaje para aliviar el dolor.

Acciones terapéuticas: analgésico, antibacteriano, antidepresivo, antiespasmódico, antifúngico, antiinflamatorio, antiséptico, antiviral, descongestionante, febrífugo, insecticida, sedante, vulnerario.

Combina bien con los aceites de: aguja de abeto, bergamota, canela, cilantro, citronela, eucalipto, geranio, hierbabuena, incienso, lavanda, limón, madera de cedro, manzanilla, mejorana dulce, naranja dulce, pomelo.

Sustitutos: árbol de té, eucalipto, lavanda, mejorana dulce.

Rosa

Rosa damascena
Rose otto

FLORAL, DULCE, INTENSO

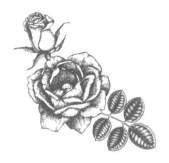

Procedencia: Marruecos.

Método de extracción: por destilación a vapor de las flores. Una versión menos cara, el absoluto de rosa, se obtiene por extracción con disolventes.

Descripción: el aceite esencial de rosa va del naranja al amarillo amarronado y es bastante viscoso. Desprende un dulce aroma floral a miel y especias. El color del absoluto de rosa va del naranja oscuro al rojo y desprende un fuerte olor a rosas.

Precauciones: para su uso tópico, se recomienda una dilución máxima del 0,6% o cinco gotas por 30 mililitros (dos cucharadas) de aceite portador.

Usos: herpes labial, tranquilizante, insomnio, problemas sexuales de la mujer, tónico uterino, regular la menstruación, calambres, sangrado menstrual excesivo, ansiedad, períodos irregulares, suavizar la piel, acné, cicatrices, limpieza facial, arrugas, piel madura, piel seca, piel sensible, perfume.

Aplicaciones: el aceite esencial de rosa es un aceite suave y curativo presente en muchos productos destinados al cuidado de la piel, entre ellos cremas de contorno de ojos, lociones, jabones, tratamiento de las arrugas, productos para el baño, productos para la limpieza de la cara e hidratantes faciales. Es un aceite que también se usa para calmar los calambres menstruales y en *roll-ons* de aromaterapia para aliviar los síntomas premenstruales. Pulverizado con el difusor por la casa o sobre las almohadas y las sábanas, el aceite esencial de rosa aporta un duradero aroma romántico.

Acciones terapéuticas: afrodisíaco, analgésico, antibacteriano, antidepresivo, antiespasmódico, antifúngico, antiinflamatorio, antimicrobiano, antiséptico, antiviral, astringente, bactericida, cicatrizante, desinfectante, desodorante, diurético, emenagogo, nervino, sedante.

Combina bien con los aceites de: árbol de té, bergamota, cilantro, geranio, hierbabuena, lavanda, limón, madera de cedro, manzanilla, naranja dulce, pimienta negra, pomelo, rosalina.

Sustitutos: absoluto de rosa, geranio, incienso.

Romero

Rosmarinus officinalis

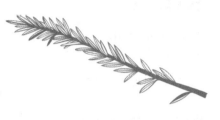

FRESCO, LEÑOSO, ALCANFORADO

Procedencia: Francia, Grecia, Italia, España y Túnez.

Método de extracción: por destilación a vapor de las hojas y los extremos floridos.

Descripción: el aceite esencial de romero es de un color entre amarillo claro y amarillo pálido, y desprende un aroma fresco y herbáceo con subtonos leñosos y medicinales.

Precauciones: no se debe usar durante el embarazo o la lactancia. Tampoco en casos de epilepsia ni en niños menores de seis años. No hay que aplicarlo en la cara de un niño ni manipularlo cerca de ella. El aceite esencial de romero puede provocar irritación de la piel si no se diluye debidamente. Para aplicaciones tópicas, se recomienda utilizar una dilución máxima del 4% o treinta y seis gotas por 30 mililitros (dos cucharadas) de aceite portador.

Usos: claridad/energía mental, concentración, depresión, apatía, ayuda al sistema inmunitario, acabar con los gérmenes, refrescar/limpiar el aire, dolor muscular, artritis, reumatismo, dolores menstruales, lavavajillas, repelente de insectos, piojos, caspa, reparador del cabello, crecepelo, piel con acné/grasa, cuero cabelludo graso, tos, congestión, expeler los mocos, resfriado/gripe, cura de cortes/heridas, quemaduras.

Aplicaciones: el aceite esencial de romero se puede usar tópicamente en ungüentos y aceites para masajes para ayudar a aliviar la tos, la congestión, los dolores musculares y los de la menstruación. Añadido al difusor, los *roll-ons* de aromaterapia o los inhaladores personales, el romero palía las alergias estacionales, agudiza la concentración mental y elimina los gérmenes. El romero, añadido al champú, es ideal para el pelo, el equilibrio del cuero cabelludo graso, acabar con la caspa y librarse de los piojos. Sus propiedades antibacterianas hacen del aceite esencial de romero un ingrediente perfecto de limpiadores, tónicos e hidratantes para las pieles con acné o grasas. Añade una gota de aceite esencial de romero a una botella de champú de un cuarto de litro, úsalo dos o tres veces a la semana y obtendrás un cabello más sano, brillante y lustroso.

Acciones terapéuticas: analgésico, antibacteriano, antiespasmódico, antifúngico, antiinflamatorio, antimicrobiano, antioxidante, antirreumático, antiséptico, antitusivo, antiviral, astringente, carminativo, descongestionante, digestivo, estimulante, expectorante.

Combina bien con los aceites de: aguja de abeto, albahaca, árbol de té, bergamota, canela, ciprés, citronela, clavo, eucalipto, hierbabuena, jengibre, lavanda, limón, madera de cedro, mejorana dulce, menta, orégano, pimienta negra, pomelo, rosalina.

Sustitutos: aguja de abeto, ciprés, mejorana dulce, orégano.

Hierbabuena

Mentha spicata

MENTOLADO, DULCE, FRESCO

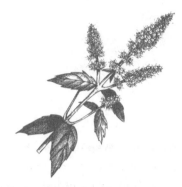

Procedencia: todo el mundo (siendo India y Estados Unidos los mayores proveedores).

Método de extracción: por destilación a vapor de los extremos floridos y las hojas.

Descripción: de color entre amarillo pálido y oliva pálido, el aceite esencial de hierbabuena tiene un aroma herbáceo como el de la hierba triturada.

Precauciones: para su uso tópico se recomienda una dilución máxima del 1,7% o quince gotas por 30 mililitros (dos cucharadas) de aceite portador.

Usos: higiene dental, digestión, flatulencia, trastornos estomacales, alivio del dolor, fiebre, problemas sinusales, alergias estacionales, descongestionante, limpiador, alternativa segura a la menta para los niños, acné, dermatitis, piel congestionada, asma, levantar el ánimo, estrés mental, fatiga, estrés, depresión.

Aplicaciones: el aceite esencial de hierbabuena es excelente para los niños, y se puede sustituir por el de menta en los ungüentos para la congestión pectoral y los inhaladores para las alergias estacionales. Mezclado con un aceite portador, el aceite esencial de hierbabuena puede servir para masajear el abdomen y aliviar los gases y problemas estomacales o el dolor muscular. Se puede añadir a un difusor, un vaporizador de ducha o un inhalador personal para ayudar con las alergias, la congestión sinusal y el estado de ánimo. (Para una receta de *vapor-rup* inocua para los niños, véase la página 148).

Acciones terapéuticas: analgésico, anestésico, antibacteriano, antiespasmódico, antiinflamatorio, antiséptico, astringente, carminativo, descongestionante, digestivo, diurético, emenagogo, estimulante, expectorante, febrífugo, insecticida, nervino.

Combina bien con los aceites de: aguja de abeto, albahaca, árbol de té, bergamota, eucalipto, lavanda, madera de cedro, manzanilla, mejorana dulce, menta, naranja dulce, pino, pomelo, rosalina.

Sustitutos: jengibre, menta, rosalina.

Mejorana dulce

Majorana hortensis
Origanum majorana

FRESCO, LIMPIO, ALCANFORADO

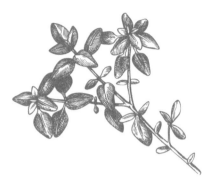

Procedencia: Egipto y Hungría.

Método de extracción: por destilación a vapor de las hojas secas y las flores de los extremos.

Descripción: el aceite esencial de mejorana dulce es de color entre amarillo y ámbar pálidos. Es muy viscoso y desprende un olor cálido, especiado, alcanforado y boscoso.

Precauciones: no se debe confundir con la mejorana española (*Thymus mastichina*).

Usos: rigidez/dolor muscular, espasmos/dolores nerviosos, artritis, cólico intestinal, insomnio, síndrome de las piernas inquietas, dolores reumáticos, esguinces, torceduras, tensión, resfriado de pecho, tos, congestión, friegas antibacterianas durante el resfriado/la gripe, calambres menstruales, ansiedad, nerviosismo.

Aplicaciones: el aceite esencial de mejorana se puede usar tópicamente con masajes, compresas, baños, ungüentos y productos para el cuidado de la piel. También se puede inhalar con un difusor, vaporizador de ducha o directamente de la botella. Para aliviar el dolor muscular, añade entre tres y cinco gotas por 30 mililitros (dos cucharadas) del gel para baño de espuma que más te guste.

Acciones terapéuticas: analgésico, antiespasmódico, antioxidante, antiséptico, antiviral, bactericida, carminativo, cefálico, diaforético, digestivo, diurético, emenagogo, expectorante, fungicida, nervino, sedante, vasodilatador, vulnerario.

Combina bien con los aceites de: aguja de abeto, árbol de té, bergamota, citronela, eucalipto, lavanda, limón, madera de cedro, manzanilla, naranja dulce, orégano, pino, rosalina, tomillo.

Sustitutos: lavanda, orégano, pimienta negra, pino.

Naranja dulce

Citrus sinensis

DULCE, CÍTRICO, BRILLANTE

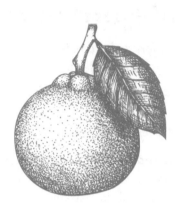

Procedencia: Australia, Brasil y Norteamérica.

Método de extracción: normalmente por prensado en frío de la piel de la naranja, pero también por destilación a vapor.

Descripción: el aceite esencial de naranja dulce muestra diversos tonos de este color y desprende un olor cítrico y fresco, similar al de su fruto.

Precauciones: ninguna.

Usos: limpiadores domésticos, dolor de barriga, insomnio, trastornos digestivos, estimulante del sistema límbico, espasmos, calambres, estreñimiento, flatulencia, síndrome de intestino irritable, sedante, piel con acné/grasa, piel seca, depresión, ansiedad, nerviosismo.

Aplicaciones: el aceite de naranja dulce es suave y se usa habitualmente para ungüentos, cuidado de la piel, cuidado facial, baños, vaporizadores de ducha y dentífricos. Además, es el aceite esencial perfecto para la limpieza de la casa porque disuelve la grasa, elimina los elementos pegajosos de los tarros y mata a los bichos. Pulveriza la casa con aceite esencial de naranja dulce para desinfectarla y estimular el sistema inmunitario.

Acciones terapéuticas: anticoagulante, antidepresivo, antiespasmódico, antiinflamatorio, antiséptico, bactericida, carminativo, colagogo, digestivo, diurético, estimulante linfático, estomacal, expectorante, fungicida, sedante, tónico.

Combina bien con los aceites de: aguja de abeto, albahaca, árbol de té, bergamota, canela, cilantro, clavo, eucalipto, hierbabuena, incienso, jengibre, lavanda, limón, madera de cedro, manzanilla, pimienta negra, pino, pomelo, rosa, rosalina.

Sustitutos: mandarina, naranja sanguina, pomelo.

30 aceites esenciales para principiantes

Árbol de té

Melaleuca alternifolia

LEÑOSO, MEDICINAL, CÁLIDO

Procedencia: Australia, Nueva Zelanda y Estados Unidos.

Método de extracción: por destilación a vapor de las hojas.

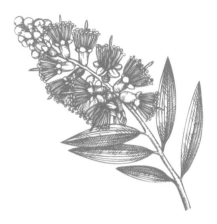

Descripción: el aceite esencial de árbol de té es de tonos entre amarillo claro y amarillo pálido. Desprende un aroma refrescante y alcanforado, con notas verdes y leñosas.

Precauciones: el aceite de árbol de té puede ser tóxico si se ingiere. En caso de que así ocurra por accidente, debes llamar a urgencias, al pediatra o al médico de asistencia primaria, y no provocar el vómito. Si aparecen síntomas de envenenamiento, dirígete a urgencias del centro médico más próximo con la botella del aceite esencial.

Usos: estrés, ansiedad, claridad mental, insomnio, congestión, problemas respiratorios, tos, congestión nasal, resfriado/gripe, sinusitis, fiebre, alergias estacionales, cortes/arañazos, quemaduras, quemaduras por el sol, úlceras, picaduras de insectos, cicatrices, piel con acné/grasa, eccema, dermatitis, pie de atleta, tiña, verrugas, papiloma cutáneo, olor corporal, caspa, piojos, vigorizante del cabello, cuero cabelludo graso, espráis limpiadores antisépticos, desinfección de cuartos de baño, limpieza de la taza del inodoro, espray antimoho, control de hongos en el jardín.

Aplicaciones: el aceite esencial de árbol de té tiene múltiples aplicaciones, pero por lo que más se lo conoce es por sus propiedades antibacterianas. Se usa en limpiadores faciales, tónicos e hidratantes para tratar heridas, el acné y la piel grasa. En ungüento o disuelto en un aceite portador, puede tratar heridas, arañazos, quemaduras, eccemas e infecciones por hongos. Lo habitual es usarlo con el difusor o inhalarlo con un inhalador personal para aliviar el resfriado y los síntomas gripales, desinfectar una determinada zona del cuerpo y estimular el sistema inmunitario. Añádelo a un vaporizador de ducha para mitigar la congestión y tratar la sinusitis. Mezcla treinta gotas de

30 aceites esenciales para principiantes

aceite esencial de árbol de té con 30 mililitros (dos cucharadas) de aceite de coco y aplícalo de forma regular a los pies secos después del baño para evitar los hongos.

Acciones terapéuticas: antibacteriano, antifúngico, antiinfeccioso, antiinflamatorio, antimicrobiano, antiséptico, antiviral, cicatrizante, descongestionante, desinfectante, estimulante del sistema inmunitario, expectorante, febrífugo, fungicida, insecticida, sedante, vulnerario.

Combina bien con los aceites de: bergamota, cilantro, ciprés, hierbabuena, lavanda, limón, manzanilla, mejorana dulce, menta, naranja dulce, orégano, pomelo, romero, rosalina.

Sustitutos: geranio, lavanda, rosalina.

30 aceites esenciales para principiantes

Ylang-ylang

Cananga odorata

FLORAL, DULCE, CÁLIDO

Procedencia: Madagascar.

Método de extracción: por destilación a vapor de las flores.

Descripción: hay dos tipos distintos de aceite esencial de *ylang-ylang*: el extra y el completo. El extra es de color amarillo pálido y desprende un intenso aroma floral que puede ser suave y dulce. El completo, un líquido aceitoso amarillento, tiene un dulce aroma floral con una nota básica balsámica y leñosa.

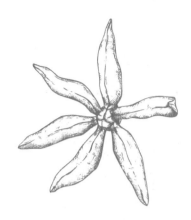

Precauciones: no se debe usar en niños menores de dos años ni en mujeres embarazadas o madres lactantes. Para su uso tópico se recomienda un nivel dermal máximo del 0,8% o siete gotas por 30 mililitros (dos cucharadas) de aceite portador.

Usos: problemas de la piel, cosmética, productos para el cuidado del cabello, perfume, depresión, insomnio, espasmos musculares, afrodisíaco, piel seca o grasa, síndrome premenstrual, cambios de humor.

Aplicaciones: para aplicaciones tópicas, el aceite esencial de *ylang-ylang* se usa en cosmética y en productos para el cuidado y tratamiento de la piel seca, alisar las arrugas y reducir las cicatrices. Pulverizado, puede rebajar la tensión, levantar el ánimo y dar un toque romántico al ambiente. Para un hidratante luminoso de la cara, mezcla una gota de aceite esencial de *ylang-ylang* con 30 mililitros (dos cucharadas) de aceite de aguacate.

Acciones terapéuticas: afrodisíaco, antibacteriano, antidepresivo, antiespasmódico, antifúngico, antiinflamatorio, antiséptico, expectorante, hipotensor, nervino, sedante, vulnerario.

Combina bien con los aceites de: amaro, bergamota, clavo, geranio, jengibre, hierba de limón, lavanda, limón, madera de cedro, manzanilla, naranja dulce, pimienta negra, pomelo, rosa, rosalina.

Sustitutos: jazmín, pachuli, siempreviva.

30 aceites esenciales para principiantes

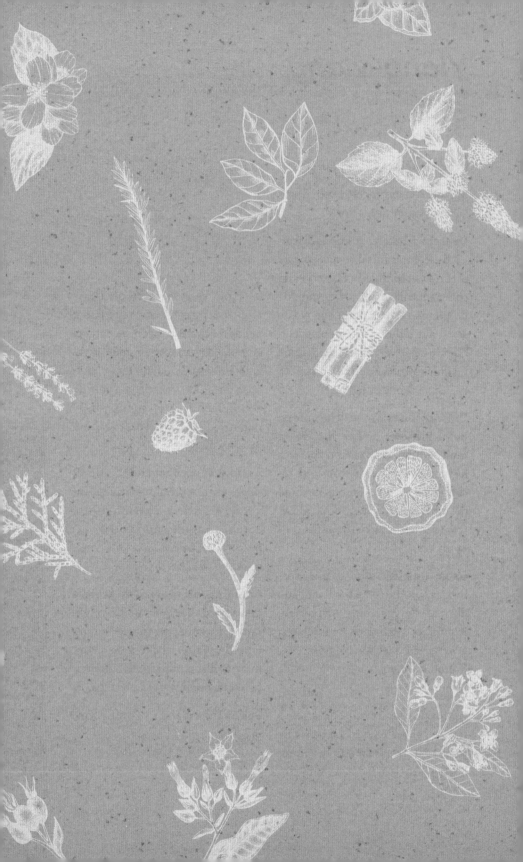

TERCERA PARTE

Recetas y aplicaciones

Los beneficios de los aceites esenciales son infinitos. Pueden contribuir a mejorar la salud física y mental, perfeccionar los artículos de cosmética y aseo personal, y desinfectar y limpiar tu casa. En este apartado se presentan cien recetas en las que se usan los aceites que acabo de presentarte. El capítulo cinco está lleno de recetas para todo, desde la tos y la congestión hasta la fiebre, jaquecas y demás. El capítulo seis se centra en la salud emocional, con recetas para mejorar la concentración y la energía, rebajar la ansiedad y resolver la falta de apetito. En el capítulo siete encontrarás recetas específicamente familiares para las futuras madres, los bebés y los niños, las mujeres, los hombres y miembros mayores de la familia. El capítulo ocho hace hincapié en las recetas para el aseo personal, por ejemplo dentífricos; aprenderás a elaborar tus propias provisiones de productos de limpieza naturales para cada estancia de la casa.

En todos los casos se advierte si la receta en cuestión es o no segura o inocua según la edad o el estado de la persona.

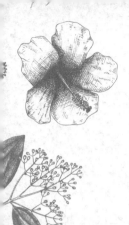

CAPÍTULO 5

Para la salud física

Mezcla plaguicida para difusor

Para 15 ml

Es seguro a partir de los seis años. No lo es para embarazadas ni madres lactantes.

Nada acaba con los gérmenes como esta mezcla de aceites esenciales altamente antibacteriana y antiviral. Pulveriza con ella todas las habitaciones para desinfectar tu casa, ayudar al sistema inmunitario y aliviar los síntomas del resfriado y la gripe.

1. Pon todos los aceites esenciales en una botella vacía para tal cometido (cualquier botella de vidrio oscuro con cuentagotas) y muévela suavemente para que se mezclen bien.
2. Pon entre ocho y diez gotas en un difusor y actívalo a intervalos de treinta minutos (treinta minutos encendido/treinta minutos apagado).

¾ de cucharadita de aceite esencial de eucalipto

1 cucharadita de aceite esencial de hojas de canela

¼ de cucharadita de aceite esencial de clavo

¾ de cucharadita de aceite esencial de limón

¼ de cucharadita de aceite esencial de romero.

Consejo: Esta mezcla de aceites esenciales se puede usar en cualquiera de las recetas para productos de limpieza, vaporizador de ducha e inhalador personal de aromaterapia.

Jabón de manos espumoso, cítrico, fresco y antibacteriano

Es seguro a partir de los dos años.

Este jabón espumoso y de olor fresco limpia e hidrata las manos. Lo puede usar toda la familia y, además, si lo elaboras tú mismo te ahorrarás dinero.

1. Mezcla todos los ingredientes en un frasco dispensador de 250 mililitros (una taza, más o menos). Tápalo y agítalo suavemente para que todo se mezcle bien.
2. Guárdalo junto al lavabo o el fregadero para facilitar su uso diario.

Para 250 ml
(más o menos un vaso)

1 cucharada de jabón de Castilla líquido
1 cucharada de aceite de aguacate (u otro aceite portador líquido)
5 gotas de aceite esencial de naranja dulce
5 gotas de aceite esencial de pomelo
5 gotas de aceite esencial de bergamota
5 gotas de aceite esencial de hierbabuena
Completar el frasco con agua filtrada

Vapor-rub para respirar mejor

USO TÓPICO

Para unos 120 ml

Es seguro para mayores de seis años. No lo es para embarazadas o madres lactantes.

Cuando la tos y la congestión atacan, este remedio de vapor-rub *clásico puede ayudar a cualquiera a respirar mejor. (Para una versión adaptada a los niños, véase la página 148).*

1. En una sartén disuelve a fuego lento el aceite de coco y la cera de abeja.
2. Una vez derretidos, aparta la sartén del fuego y añade los aceites esenciales.
3. Vierte la mezcla en un frasco de 120 mililitros y colócala en el congelador unos veinte minutos para que se endurezca.
4. Aplícatela al pecho, la espalda y el cuello.

¼ de vaso (unos 60 ml) más 2 cucharadas de aceite de coco no refinado

2 cucharadas de cera de abeja

50 gotas de aceite esencial de eucalipto

25 gotas de aceite esencial de menta

15 gotas de aceite esencial de lavanda

15 gotas de aceite esencial de mejorana dulce

Consejo: Para calmar la tos al acostarte, masajéate con el *vapor-rub* la planta de los pies y cúbrelos con unos calcetines.

Vaporizadores de ducha para facilitar la respiración

USO AROMÁTICO

Es seguro para mayores de seis años. No lo es para embarazadas o madres lactantes.

Las duchas son terapéuticas para el sistema respiratorio, especialmente en el caso de tos y congestión. Estos vaporizadores de ducha aprovechan la fuerza del vapor y la aromaterapia para ayudar a respirar mejor.

1. Con guantes de goma o látex, mezcla el bicarbonato sódico, el ácido cítrico y la harina de maíz en un cuenco de tamaño medio, evitando con los dedos que se produzcan grumos.
2. Añade los aceites esenciales a la mezcla y amásala bien para que quede homogénea, deshaciendo los pequeños grumos con las manos enguantadas.
3. Pulveriza hamamelis sobre la mezcla dos o tres veces y sigue mezclando sin sacarte los guantes hasta que quede una masa compacta (como una bola de nieve) y sin grumos.
4. Si la mezcla te queda demasiado seca para que se compacte, repite el paso 3.
5. Coloca la mezcla en un vaso medidor de 60 mililitros y aprieta con fuerza. Vuélcala suavemente sobre papel pergamino o encerado. Si utilizas moldes de silicona, coloca en ellos la mezcla con firmeza y deja que se seque durante toda la noche antes de sacarla.
6. Coloca un vaporizador de ducha en el extremo de la bañera o el plato de ducha, evitando el contacto directo con el agua. Deja que se disuelva lentamente mientras te duchas y respiras envuelto en su aroma.

Para entre 6 y 8 vaporizadores de ducha

1 taza de bicarbonato sódico
½ taza de ácido cítrico
1 cucharada de harina de maíz (se puede sustituir por arruruz en polvo o cualquier tipo de arcilla)
½ cucharadita de aceite esencial de eucalipto
½ cucharadita de aceite esencial de lavanda
Hamamelis en una pequeña botella con espray
¼ de taza medidora o moldes de silicona

Consejo: Con el tiempo, es posible que el aroma acabe por evaporarse. En este caso, basta con que añadas unas pocas gotas de cada aceite esencial a la parte superior del vaporizador antes de utilizarlo.

Compresa para bajar la fiebre

USO TÓPICO

Es segura a partir de los seis años. No lo es para embarazadas o madres lactantes.

La fiebre es la estrategia natural de tu cuerpo para combatir las infecciones, y, en la mayoría de los casos, conviene ayudarla mejor que reducirla. Una compresa refrescante puede contribuir a bajar la temperatura del cuerpo cuando suba en exceso.

1. Introduce la bolsita de té de menta en el agua hirviendo. Tapa el recipiente y espera entre quince y veinte minutos.
2. Añade una o dos tazas de cubitos de hielo y remueve hasta que el hielo se funda y el agua se enfríe pero sin que llegue a la temperatura del hielo.
3. Mezcla los aceites esenciales y el vinagre de sidra de manzana con el té de menta frío y remuévelo todo para que se mezcle bien.
4. Introduce un trapo en la mezcla y escurre el agua que sobre. Aplícalo a la frente y los pies para ayudar a alejar el calor del cuerpo.

Para 1 dosis

2 tazas de agua hirviendo

1 bolsita de té de menta (o una cucharada de hojas de té)

1 o 2 tazas de cubitos de hielo

4 gotas de aceite esencial de menta

4 gotas de aceite esencial de lavanda

¼ de taza de vinagre de sidra de manzana

Consejo: Para bajar la fiebre de los niños, sustituye el aceite esencial de menta por el de hierbabuena.

Baño relajante contra el resfriado y la gripe

USO TÓPICO

Es seguro a partir de los dos años.

Siempre que alguien de mi familia tiene un resfriado o la gripe, mi primera línea de defensa son los baños. Esta mezcla relajante contribuye a aliviar los síntomas del resfriado y la gripe, al tiempo que relaja el cuerpo y fortalece el sistema inmunitario.

1. En un cuenco de tamaño medio, pon el aceite portador y los aceites esenciales y remueve bien la mezcla.
2. Con una cuchara, añade sales de Epsom a la mezcla de aceites.
3. Vierte la mezcla en la bañera junto con el agua con que esta se va llenando.
4. Quédate en remojo en la bañera durante al menos veinte minutos.

Para 1 dosis

2 cucharadas de aceite de almendra dulce (u otro aceite portador líquido)

3 gotas de aceite esencial de rosalina

3 gotas de aceite esencial de mejorana dulce

3 gotas de aceite esencial de lavanda

1 taza de sales de Epsom

Consejo: Si no quieres que la bañera se quede resbaladiza después del baño, sustituye el aceite portador de esta receta por el champú inodoro que suelas utilizar.

Aceite contra el dolor de oído

USO TÓPICO

Es seguro a partir de los dos años. Antes de usarlo, consúltalo con el médico para verificar que el tímpano no esté perforado. No se debe usar si se llevan tubos de ventilación o tubos ecualizadores.

Los dolores y las infecciones de oído son muy molestos a cualquier edad. Este aceite está diseñado para aliviar el dolor y tratar las infecciones del oído con aceites esenciales antibacterianos y antivirales diluidos al 2 % en aceite de oliva.

1. Pon el aceite de oliva y los aceites esenciales en una botella de vidrio de 30 mililitros con cuentagotas.
2. Agítala con suavidad para que se mezclen los ingredientes.
3. Para empezar, calienta el aceite poniendo la botella en una bolsa hermética de plástico que sumergirás en un cazo de agua caliente. Inclina suavemente la botella y deja caer una o dos gotas en el oído. Mantén la botella inclinada en esa posición unos dos minutos y repite la operación con el otro oído. Si es necesario, la mezcla se puede aplicar dos veces al día.

Para 30 ml

2 cucharadas de aceite de oliva virgen extra
6 gotas de aceite esencial de lavanda
6 gotas de aceite esencial de rosalina
3 gotas de aceite esencial de árbol de té
3 gotas de aceite esencial de manzanilla romana

Consejo: Si es necesario, también puedes masajearte con esta mezcla la parte exterior del oído y la zona adyacente del cuello.

Ungüento antibacteriano contra la «pupa»

USO TÓPICO

Es seguro a cualquier edad.

Este ungüento para cualquier tipo de necesidad alivia y cura las quemaduras, cortes y otros tipos de «pupas» de la piel.

1. En una sartén y a fuego lento, funde el aceite de coco, la manteca de karité y la cera de abeja.
2. Una vez todo fundido, retira la sartén del fuego y añade los aceites esenciales. Remueve hasta que todo esté bien mezclado.
3. Pon la mezcla en un tarro de vidrio con tapa hermética y colócalo en el congelador unos veinte minutos para que la mezcla se endurezca.
4. Cuando vayas a usarla, aplica la cantidad equivalente a un guisante a las heridas, los cortes, los rasguños y otros tipos de «pupas».

Para unos 120 ml

¼ de taza de aceite de coco no refinado

2 cucharadas de manteca de karité

2 cucharadas de cera de abeja

30 gotas de aceite esencial de lavanda

30 gotas de aceite esencial de árbol de té

20 gotas de aceite esencial de limón

Consejo: Vierte la mezcla del ungüento en botes de metal de 15 mililitros o en tubos de bálsamo labial vacíos para poder llevar siempre un poco en el bolso o la mochila.

Espray antibacteriano para limpiar las heridas

Es seguro a cualquier edad.

Lo primero que hay que hacer para curar una herida que no esté infectada es limpiarla bien. Con este espray antibacteriano puedes limpiar rápidamente cualquier herida, te la hayas producido en casa o en el campo.

1. En una botella de 120 mililitros con espray, mezcla el hamamelis, la gelatina de aloe vera y la glicerina vegetal con los aceites esenciales. Agita la botella suavemente para que todo se mezcle bien.
2. Acaba de llenar la botella con agua destilada.
3. Agítala bien y pulveriza con la mezcla las heridas abiertas o sucias. Con un paño o una toalla limpios presiona suavemente sobre la herida para que se seque. Sigue con el ungüento antibacteriano para «pupas». Guarda cualquier espray que no vayas a usar en un lugar frío y oscuro.

Para 120 ml

½ taza de hamamelis

1 cucharada de gelatina de aloe vera

1 cucharadita de glicerina vegetal

6 gotas de aceite esencial de geranio

10 gotas de aceite esencial de lavanda

10 gotas de aceite esencial de rosalina

Completar con agua destilada

Consejo: Para obtener mayores beneficios, sustituye el agua destilada por hidrosol de lavanda o caléndula. Ambos son conocidos por estimular la regeneración del tejido, rebajar la inflamación y sanar las heridas.

Loción de calamina para aliviar los picores

Indicado para todas las edades.

El barro y las hierbas se han utilizado tradicionalmente para aliviar los picores, y en la actualidad el remedio no es muy distinto. Esta loción se usa en todo el mundo para atenuar los picores producidos por las picaduras de insectos, los rasguños, la hiedra/el roble venenosos y la varicela.

1. En un cuenco pequeño de vidrio mezcla el bicarbonato sódico y la arcilla de bentonita, añade después la glicerina vegetal y remuévelo todo.

2. Añádele poco a poco (cucharada a cucharada) el hamamelis y remueve hasta formar una pasta suave y cremosa.

3. Súmale el aceite de coco y los aceites esenciales y remuévelo todo para que se integren en la pasta.

4. Aplica la loción a las picaduras de insectos, los rasguños, los granos de la varicela, etc. Cuando no la utilices, guárdala en la nevera.

Para unos 120 ml

2 cucharadas de bicarbonato sódico

3 cucharadas de arcilla de bentonita

1 cucharada de glicerina vegetal

Hamamelis suficiente para formar una pasta

1 cucharadita de café de aceite de coco no refinado, fundido pero no caliente

15 gotas de aceite esencial de lavanda

5 gotas de aceite esencial de árbol de té

Inhalador personal contra las alergias estacionales

Es seguro a partir de los seis años. No lo es para embarazadas ni madres lactantes.

Las alergias estacionales provocan picores en la nariz y ojos llorosos, pero un inhalador personal de aromaterapia puede ayudar discretamente a aliviar estos síntomas, dondequiera que te encuentres. Pequeño y compacto, lo puedes llevar en el bolsillo, el bolso, la cartera o la mochila.

1. Mezcla todos los aceites esenciales en un cuenco de vidrio pequeño.
2. Con unas pinzas pequeñas pon la mecha (la tira de algodón) de un inhalador personal de aromaterapia en el cuenco y ve dándole vueltas hasta que absorba toda la mezcla de aceites.
3. Con las pinzas pasa la mecha al tubo inhalador. Ciérralo y etiquétalo.
4. Inspira del inhalador cuando sea necesario.

Para 1 dosis

5 gotas de aceite esencial de eucalipto
5 gotas de aceite esencial de limón
5 gotas de aceite esencial de rosalina
5 gotas de aceite esencial de ciprés
1 mecha de algodón limpia para inhalador personal de aromaterapia

Sustitución: Para versiones infantiles o mujeres embarazadas, sustituye el aceite esencial de eucalipto por el de tanaceto azul. Muchas empresas solo venden tanaceto azul (*Tanacetum annuum*), pero debes tener cuidado de no confundirlo con el aceite de tanaceto (*Tanacetum vulgare*).

Roll-on para la jaqueca y la sinusitis

USO TÓPICO

Es seguro a partir de los seis años. No lo es para embarazadas ni madres lactantes.

Las jaquecas y migrañas son lo peor, y esta es mi mezcla más socorrida. El aceite esencial de menta es bien conocido por su capacidad de aliviar el dolor de cabeza, mientras que la lavanda contribuye a relajar la tensión y el eucalipto alivia la presión sinusal.

Para 10 ml

3 gotas de aceite esencial de menta

3 gotas de aceite esencial de lavanda

3 gotas de aceite esencial de eucalipto

Completar con aceite de coco fraccionado

1. Pon los aceites esenciales en una botella de 10 mililitros de vidrio y con *roll-on*.
2. Añade aceite de coco fraccionado suficiente para llenar la botella. Coloca el *roll-on* y agita suavemente la botella para que todo se mezcle bien. No te olvides de etiquetar debidamente la botella.
3. Masajéate suavemente con el *roll-on* las sienes y la parte posterior del cuello.

Baño reparador muscular

USO TÓPICO

Es seguro a partir de los dos años.

Después de un día de mucho trabajo o de duro ejercicio en el gimnasio, es posible que tus músculos merezcan cierta atención, y un baño aromático de sales de Epsom es exactamente lo que necesitan. Para los niños de entre dos y seis años, pon una gota menos de cada uno de los aceites esenciales de la receta.

1. En un cuenco de vidrio de tamaño medio, remueve el gel de burbujas y los aceites esenciales.
2. Con una cuchara, pon las sales de Epsom en la mezcla y remueve.
3. Vierte la mezcla en el agua con que se va llenando la bañera.
4. Quédate en remojo en la bañera durante al menos veinte minutos.

Para 1 dosis

2 cucharadas de gel de baño de burbujas inodoro

3 gotas de aceite esencial de mejorana dulce

3 gotas de aceite esencial de rosalina

3 gotas de aceite esencial de pimienta negra

1 taza de sales de Epsom

Consejo: Si es necesario sustituye en esta receta el gel de baño espumoso por el aceite portador que más te guste.

Aceite de masaje de calentamiento y relajante muscular

USO TÓPICO

Indicado a partir de los seis años. No aconsejable para embarazadas ni madres lactantes.

No hay mejor terapia para el dolor muscular que un buen masaje. Este aceite ayudará a calentar la zona del masaje, impulsar la circulación y aliviar el dolor. Para versiones infantiles, véase el capítulo 7, página 142, «Baño para aliviar los dolores propios del crecimiento» y «Aceite de masaje para aliviar los dolores propios del crecimiento».

Para unos 60 ml

¼ de taza de aceite portador

25 gotas de aceite esencial de menta

20 gotas de aceite esencial de clavo

20 gotas de aceite esencial de hojas de canela

15 gotas de aceite esencial de jengibre

1. En un cuenco de vidrio de tamaño medio, mezcla bien el aceite portador y los aceites esenciales.
2. Vierte la mezcla en una botella con espray (o el frasco que más te guste).
3. Masajea con el aceite los músculos que te duelan. Procura que no llegue a zonas sensibles donde pueda provocar irritaciones. Guárdalo en un sitio fresco y oscuro.

Gárgaras para aliviar la irritación de la garganta

USO TÓPICO

Son seguras a partir de los diez años. No lo son para embarazadas ni madres lactantes.

La garganta irritada duele, un dolor que los aceites esenciales pueden ayudar a aliviar. El aceite esencial de menta sirve para rebajar la irritación de la garganta porque reduce la inflamación y mitiga el dolor, al tiempo que estimula el sistema inmunitario para que combata la infección.

1. Diluye el aceite esencial de menta en el aceite de coco fraccionado. Pon la mezcla en una botella.
2. Haz gárgaras con el aceite durante treinta segundos y escúpelo. No te tragues la mezcla. Guarda la botella en un sitio fresco y oscuro.

Para 30 ml

9 gotas de aceite esencial de menta

2 cucharadas de aceite de coco no fraccionado

Consejo: Si el aceite esencial de menta te resulta demasiado fuerte, sustitúyelo por el de hierbabuena o el de limón.

Ungüento antifúngico

Es seguro a partir de los dos años.

Con constancia y aceites esenciales de enérgica acción antifúngica, puedes liberarte del pie de atleta, la tiña y otros tipos de hongos de la piel que son difíciles de tratar. Este ungüento alivia la piel inflamada al mismo tiempo que combate las infecciones por hongos y alivia los picores.

1. En una sartén y a fuego lento, funde el aceite de coco, la manteca de karité y la cera de abeja.
2. Una vez fundidos, retira la sartén del fuego, añade los aceites esenciales y remuévelo todo.
3. Vierte la mezcla en un frasco de vidrio con tapa hermética y ponlo en el congelador unos veinte minutos para que la mezcla se endurezca.
4. Para limpiar y secar la piel, aplícale la cantidad de mezcla equivalente a un guisante dos veces al día.

Para unos 120 ml

¼ de taza de aceite de coco no refinado

2 cucharadas de manteca de karité

2 cucharadas de cera de abeja

30 gotas de aceite esencial de lavanda

30 gotas de aceite esencial de árbol de té

20 gotas de aceite esencial de hojas de canela

Consejo: Para tenerlo siempre a mano, pon la mezcla del ungüento en latas de metal de unos 15 mililitros o en tubos vacíos de bálsamo labial.

Aceite eliminador de verrugas

Es seguro a partir de los dos años. No se debe aplicar a los genitales.

Quitar las verrugas puede ser muy difícil. Pero he visto que determinados aceites esenciales las disuelven como por arte de magia, sin tener que emplear procedimientos dolorosos. Este aceite también ayuda con las manchas de la piel.

1. Pon los aceites esenciales en una botella de 10 mililitros con cuentagotas.
2. Añade el aceite de coco fraccionado necesario para llenarla por completo. Coloca la tapa con cuentagotas y ve girando suavemente la botella para que todo se mezcle bien. No te olvides de poner la correspondiente etiqueta.
3. Vierte un par de gotas en un algodón y coloca este sobre la verruga dos o tres veces al día, hasta que esta desaparezca.

Para 10 ml

30 gotas de aceite esencial de limón (destilado a vapor)

25 gotas de aceite esencial de ciprés

25 gotas de aceite esencial de mejorana dulce

15 gotas de aceite esencial de árbol de té

Completar con aceite de coco fraccionado

Bálsamo para eccemas

Es seguro a partir de los dos años.

Ante los brotes de eccema, este ungüento balsámico contribuye a reducir la inflamación, detener los picores y curar las ampollas.

1. En una sartén y a fuego lento, funde el aceite de coco, la manteca de karité y la cera de abeja.
2. Una vez fundidos, retira la sartén del fuego y añade los aceites esenciales. Remueve para que todo se mezcle bien.
3. Pon la mezcla en un tarro de cristal de 120 mililitros con tapa hermética y déjalo en el congelador para que se endurezca.
4. Cuando sea necesario, aplica a las zonas afectadas una cantidad de bálsamo equivalente a un guisante.

Para unos 7 u 8 ml

¼ de taza de aceite de coco no refinado

2 cucharadas de manteca de karité

2 cucharadas de cera de abeja

40 gotas de aceite esencial de lavanda

25 gotas de aceite esencial de geranio

25 gotas de aceite esencial de cilantro

10 gotas de aceite esencial de madera de cedro del Atlas

Inhalador personal antináuseas

USO AROMÁTICO

Es seguro a partir de los seis años.

Las náuseas pueden aparecer en cualquier momento, por lo que es conveniente tener siempre a mano aceites esenciales apropiados. Los de menta y de jengibre son bien conocidos por sus propiedades digestivas, y juntos calman la peor de las náuseas, entre ellas los mareos debidos al vaivén de las embarcaciones y los típicos del viajero. Puedes llevar este inhalador personal en el bolso, la cartera, la mochila o el bolsillo, de modo que lo puedas utilizar con facilidad y discreción.

Para 1 dosis

10 gotas de aceite esencial de menta

7 gotas de aceite esencial de hierbabuena

3 gotas de aceite esencial de jengibre

1 mecha limpia de algodón para inhalador personal de aromaterapia

1. Mezcla los aceites esenciales en un cuenco de vidrio pequeño.
2. Con unas pinzas pequeñas, añade al cuenco la mecha (el palito de algodón) de un inhalador personal de aromaterapia y ve dándole vueltas hasta que absorba toda la mezcla de aceites.
3. Utiliza las pinzas para trasladar la mecha al tubo inhalador. Cierra el tubo y etiqueta el inhalador.
4. Inhala cuando sea necesario.

Roll-on para el dolor de barriga

USO TÓPICO

Es seguro a partir de los dos años. No lo es para embarazadas ni madres lactantes.

En los casos de dolor de barriga, indigestión o gases, aplica este roll-on al abdomen para que ayude a calmar la indisposición del estómago. También puede servir como inhalador personal para aliviar rápidamente las náuseas.

1. Pon los aceites esenciales en una botella con *roll-on* de 10 mililitros.
2. Añade aceite de coco fraccionado suficiente hasta llenar la botella. Coloca la bola y la tapa y mueve suavemente la botella para que todo se mezcle bien. No te olvides de etiquetarla.
3. Pasa el *roll-on* por el abdomen y masajéalo delicadamente en movimientos circulares en el sentido de las agujas del reloj.

Para 10 ml

5 gotas de aceite esencial de hierbabuena

5 gotas de aceite esencial de naranja dulce

3 gotas de aceite esencial de jengibre

2 gotas de aceite esencial de hierba de limón

Completar con aceite de coco fraccionado

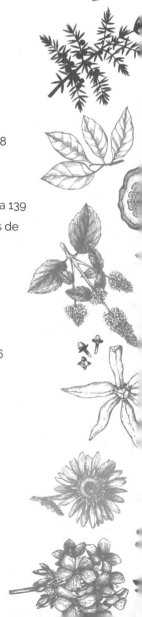

CAPÍTULO 6

Para el bienestar emocional

Mezcla para difusor contra el estrés y la ansiedad

USO AROMÁTICO

Es seguro para todas las edades. No lo es para embarazadas.

En momentos de mucho estrés y ansiedad, esta mezcla para difusor puede contribuir a rebajar la tensión, calmar los vaivenes hormonales y sosegar los nervios alterados.

1. Pon los aceites esenciales en una botella para estos aceites (o cualquier otra de color oscuro y con cuentagotas) y ve girándola con suavidad para que se mezcle todo.
2. Añade entre ocho y diez gotas a un difusor, y pulveriza a intervalos de treinta minutos (treinta minutos encendido/treinta minutos apagado).

Para 15 ml

1 cucharadita de aceite esencial de lavanda

½ cucharadita de aceite esencial de amaro

1 cucharadita de aceite esencial de pomelo

½ cucharadita de aceite esencial de manzanilla romana

Consejo: Esta mezcla de aceites esenciales también se puede utilizar en un *roll-on* de aromaterapia. Pon nueve gotas de la mezcla en una botella *roll-on* de 10 mililitros y complétala con aceite de coco fraccionado.

Vaporizadores de ducha contra la ansiedad

USO AROMÁTICO

Son seguros para cualquier edad.

Para entre 6 y 8 vaporizadores de ducha

No hay nada mejor que relajarse con un vaporizador de ducha. Los que aquí se presentan tienen un olor cítrico que los hace magníficos y más que adecuados para aliviar el estrés y la ansiedad. Relájate en la ducha y deja que el baño de aromaterapia se lleve todas tus preocupaciones.

1 taza de bicarbonato sódico
½ taza de ácido cítrico
1 cucharada de harina de maíz (se puede sustituir por harina de tapioca o cualquier tipo de arcilla)
½ cucharadita de aceite esencial de bergamota
½ cucharadita de aceite esencial de cilantro
Hamamelis en una pequeña botella con espray
¼ de vaso medidor o moldes de silicona.

1. Ponte unos guantes de goma o látex y mezcla el bicarbonato sódico, el ácido cítrico y la harina de maíz en un cuenco de tamaño medio, deshaciendo con los dedos todos los grumos que se formen.
2. Añade los aceites esenciales a la mezcla y remuévelo todo bien, evitando de nuevo que se formen grumos.
3. Pulveriza hamamelis sobre la mezcla dos o tres veces y sigue mezclando con las manos sin quitarte los guantes hasta que se forme una masa homogénea (como una bola de nieve) sin que se desmenuce.
4. Si la mezcla está demasiado seca para que sea homogénea, repite el paso 3.
5. Pon un cuarto de taza de la mezcla en un vaso medidor, apriétala con fuerza y después colócala suavemente sobre papel de hornear o encerado para que se seque. Si utilizas moldes de silicona, pon en ellos la masa, presiona con fuerza y deja que se seque durante toda la noche antes de sacarla.
6. Coloca un vaporizador en el extremo de la bañera o el plato de ducha, evitando el contacto directo con el agua. Deja que se vaya disolviendo mientras te duchas y aspira profundamente el aroma.

Roll-on relajante

USO TÓPICO

Es seguro a partir de los dos años.

Utiliza el roll-on *relajante, con sus aromas florales y cítricos, para calmar los nervios y disminuir las preocupaciones.*

1. Pon los aceites esenciales en una botella de *roll-on* de 10 mililitros.
2. Añade suficiente aceite de coco fraccionado para llenar por completo la botella. Tápala con la bola y el tapón, y ve girándola suavemente para que todo se mezcle bien. No te olvides de etiquetar la botella.
3. Masajéate suavemente con el *roll-on* las sienes, las muñecas y la parte posterior del cuello.

Para 10 ml

3 gotas de aceite esencial de manzanilla romana
3 gotas de aceite esencial de naranja dulce
3 gotas de aceite esencial de geranio
Completar con aceite de coco fraccionado

Perfume con *roll-on* para alegrarte el día

Es seguro a partir de los seis años. No lo es para embarazadas ni madres lactantes.

Comienza el dia saliendo de la cama con el pie derecho con un perfume fresco y reconfortante que te deleitará los sentidos.

1. Pon los aceites esenciales en una botella de 10 mililitros con *roll-on*.
2. Añade el aceite de pepitas de uva necesario para llenar por completo la botella. Coloca la bola y el tapón, y agita suavemente la botella para que se mezcle todo. No te olvides de la etiqueta.
3. Aplícalo como si fuera un perfume: detrás de las orejas y en las muñecas, el escote y el cogote. Los perfumes naturales no duran tanto como los sintéticos, de modo que aplícate este cuantas veces sean necesarias.

Para 10 ml

3 gotas de aceite esencial de pomelo

2 gotas de aceite esencial de cilantro

3 gotas de aceite esencial de bergamota

1 gota de aceite esencial de hierba de limón

Completar con aceite de pepitas de uva

Consejo: El aceite de pepitas de uva se usa en esta receta para que perdure el aroma, pero puedes usar otro aceite portador líquido, por ejemplo el de coco fraccionado.

Espray corporal de luz solar y del arcoíris

USO TÓPICO

Es seguro a partir de los dos años.

Si te sientes triste y desanimado, esta mezcla de olor dulce te levantará el ánimo.

1. En una botella de 120 mililitros con spray, mezcla el hamamelis, el gel de aloe vera y la glicerina vegetal con los aceites esenciales. Remuévelo con suavidad hasta obtener una mezcla homogénea.
2. Añade agua destilada suficiente para acabar de llenar la botella.
3. Agita la botella antes de rociar la ropa o el cuerpo. Guárdala en un lugar frío y oscuro.

Para 120 ml

¼ de taza de hamamelis

1 cucharada de gel de aloe vera

1 cucharadita de glicerina vegetal

40 gotas de aceite esencial de limón

50 gotas de aceite esencial de bergamota

2 gotas de aceite esencial de *ylang-ylang*

15 gotas de aceite esencial de vainilla

Completar con agua destilada

Consejo: Puedes rociar con este espray almohadas, cojines y toda la ropa de cama.

Espray de magnesio para antes de acostarse

Es seguro a partir de los dos años.

La falta de magnesio es muy habitual y puede provocar diversas dolencias, entre ellas migrañas, cambios de humor, insomnio y espasmos musculares. Este espray para antes de acostarse combina el poder de los aceites esenciales relajantes y el magnesio para ayudar a calmar y sosegar la mente y así conciliar el sueño.

1. En una botella de 120 mililitros con espray, pon el aceite de jojoba y la glicerina vegetal con los aceites esenciales. Agita suavemente la botella para que se mezcle todo.
2. Añade aceite de magnesio suficiente para llenar la botella.
3. Aplícate la mezcla cuando vayas a acostarte. Agítala bien y rocíate todo el cuerpo, en especial los brazos, las piernas y los pies. Guárdala en un sitio frío y oscuro.

Para 120 ml

1 cucharada de aceite de jojoba
1 cucharadita de glicerina vegetal
40 gotas de aceite esencial de lavanda
20 gotas de aceite de mejorana dulce
15 gotas de aceite de madera de cedro del Atlas
30 gotas de aceite esencial de naranja dulce
Completar con aceite de magnesio

Nota: Si nunca has usado un espray de magnesio, es posible que te pique la piel. Si así ocurre, diluye la receta de tu primera botella con dos cucharadas de agua destilada. Puedes usar la receta sin diluir en absoluto cuando tengas que rellenar la botella.

Consejo: El magnesio que vayas a usar lo puedes adquirir en la tienda o elaborarlo tú mismo, pues es muy fácil hacerlo. Para ello, mezcla media cucharada de copos de magnesio (cloruro de magnesio, no sales de Epsom) con tres cucharadas de agua hirviendo y remueve hasta que el magnesio se haya disuelto completamente.

Baño para antes de acostarse y dormir plácidamente

USO TÓPICO

Es seguro a partir de los dos años.

Un baño te puede ayudar a relajarte; yo utilizo esta receta para despejar la mente y alejar el estrés antes de acostarme.

1. En un cuenco de tamaño medio, mezcla el gel o el champú espumoso y los aceites esenciales.
2. Con una cuchara, echa sales de Epsom en la mezcla y remuévela.
3. Vierte la mezcla en el agua que vaya llenando la bañera.
4. Sumérgete en el agua durante al menos veinte minutos.

Para 1 dosis

2 cucharadas de gel o champú espumoso e inodoro

3 gotas de aceite esencial de lavanda

3 gotas de aceite esencial de manzanilla romana

3 gotas de aceite esencial de cilantro

1 taza de sales de Epsom

Consejo: Si no tienes ningún gel o champú a mano, puedes sustituirlo por el aceite portador que más te guste.

Espray relajante para la almohada

Es seguro a partir de los dos años.

Crear un ambiente propicio para dormir es uno de los primeros pasos para descansar mejor durante la noche. Con este espray se puede pulverizar todo el dormitorio para conseguir ese ambiente. Si es necesario, yo le añado aceite esencial de rosalina para aliviar la congestión y reducir los ronquidos.

1. En una botella de 120 mililitros con espray, mezcla el hamamelis con los aceites esenciales. Agita suavemente la botella para obtener una mezcla homogénea.
2. Añade agua destilada suficiente para acabar de llenar la botella.
3. Agítala bien y pulveriza sobre la cama y por la habitación (almohadas, sábanas, colchón, cortinas). Guárdala en un sitio fresco y oscuro.

Para 120 ml

¼ de taza de hamamelis
40 gotas de aceite esencial de lavanda
40 gotas de aceite esencial de bergamota
20 gotas de aceite esencial de manzanilla romana
10 gotas de aceite esencial de rosalina.
Completar con agua destilada.

Consejo: Cuando vayas a acostarte, pulveriza el pijama con esta mezcla de aceites y déjalo en la secadora cinco minutos. Así te lo pondrás ya cálido y con un aroma relajante que te ayudará a conciliar el sueño.

Aceite de masaje para antes de acostarse

USO TÓPICO

Indicado a partir de los dos años.

Muchos acumulamos el estrés en los músculos. Un masaje con este aceite y su aroma fresco y leñoso antes de acostarte te puede ayudar a aliviar la tensión y a conciliar antes el sueño.

1. En un cuenco de vidrio de tamaño medio, mezcla el aceite portador y los aceites esenciales y remuévelo todo bien.
2. Vierte la mezcla en una botella dispensadora de loción (o cualquier otra que prefieras).
3. Masajéate el cuerpo con el aceite, en especial los hombros, el cuello, las piernas y los pies. Evita cualquier zona sensible. Guarda la mezcla en un lugar fresco y oscuro.

Para unos 60 ml

¼ de taza de aceite portador

15 gotas de aceite esencial de lavanda

10 gotas de aceite esencial de mejorana dulce

10 gotas de aceite esencial de madera de cedro del Atlas

5 gotas de aceite esencial de incienso

Espray para la colchoneta en que practiques tus ejercicios de yoga por la mañana

USO AROMÁTICO, TÓPICO Y LIMPIADOR

Para 120 ml

Es seguro a partir de los dos años. No lo es para embazaradas ni madres lactantes.

El yoga es la mejor forma de empezar el día. Este espray fresco y vigorizante para la colchoneta tiene múltiples objetivos y se puede usar para serenar el ánimo antes de empezar con los ejercicios y, al terminar, para limpiar la colchoneta.

¼ de taza de hamamelis

20 gotas de aceite esencial de pomelo

20 gotas de aceite esencial de limón

10 gotas de aceite esencial de hierbabuena

5 gotas de aceite esencial de albahaca

Completar con agua destilada

1. En una botella de 120 mililitros con espray, mezcla el hamamelis con los aceites esenciales. Agita la botella con suavidad para obtener una mezcla homogénea.
2. Añade el agua destilada necesaria para llenar del todo la botella.
3. Agítala bien, pulverízate y haz lo mismo con la colchoneta antes de empezar los ejercicios de yoga. Cuando termines, pulveriza bien la colchoneta y sécala con una toalla.

Roll-on para practicar *mindfulness*

USO TÓPICO

Es seguro a partir de los dos años. No lo es para mujeres embarazadas.

Este roll-on de aromaterapia, como punto de apoyo, te ayudará a conseguir los cuantiosos beneficios de la meditación y a agudizar la atención y la concentración.

1. Vierte los aceites esenciales en una botella de vidrio de 10 mililitros con *roll-on*.
2. Añade el aceite de coco fraccionado necesario para completar la botella. Coloca la bola y el tapón y agita suavemente la botella para que se mezcle todo.
3. Cuando te dispongas a meditar, masajéate suavemente con el aceite las sienes, la frente, el cuello y las plantas de los pies.

Para 10 ml

1 gota de aceite esencial de incienso

3 gotas de aceite esencial de bergamota

3 gotas de aceite esencial de lavanda

2 gotas de aceite esencial de amaro

Completar el frasco con aceite de coco fraccionado

Vaporizadores de ducha vigorizantes

USO AROMÁTICO

Es seguro a partir de los seis años. No lo es para embarazadas.

Todas las mañanas me llevo a la ducha un café o un té después de dejarme envolver por estos vaporizadores vigorizantes. A continuación, me aplico el acondicionador del pelo, me siento y voy sorbiendo el té o el café e inhalando los aromas vigorizantes de la menta, el limón y el romero. Es una excelente forma de empezar el día.

Para entre 6 y 8 vaporizadores de ducha

1 taza de bicarbonato sódico

½ taza de ácido cítrico

1 cucharada de harina de maíz (que puedes sustituir por arruruz en polvo o cualquier tipo de arcilla)

½ cucharadita de aceite esencial de limón

¼ de cucharadita de aceite esencial de menta

¼ de cucharadita de aceite esencial de romero

Hamamelis en una botella pequeña con espray

¼ de vaso medidor o moldes de silicona

1. Con guantes de goma o látex, mezcla el bicarbonato sódico, el ácido cítrico y la harina de maíz en un cuenco de tamaño medio, deshaciendo los grumos que se puedan formar.
2. Añade los aceites esenciales a la mezcla y remueve con fuerza para que se mezclen con lo anterior, evitando de nuevo que se formen pequeños grumos.
3. Pulveriza el hamamelis sobre la mezcla dos o tres veces y sigue mezclando con las manos enguantadas hasta formar una masa homogénea (como una bola de nieve) y sin grumos.
4. Si la mezcla está aún demasiado seca para mantenerse unida, repite el paso 3.
5. Coloca un cuarto de taza de la mezcla en el vaso medidor, apriétala con fuerza y déjala con cuidado sobre papel de pergamino o de cera para que se seque. Si utilizas moldes de silicona, pon la mezcla en ellos apretando con fuerza y deja que se seque durante toda la noche antes de sacarla.
6. Pon un vaporizador de ducha en el extremo de la bañera o el plato de ducha, evitando el contacto directo con el agua. Deja que se disuelva lentamente mientras te duchas e inhalas el aroma.

Inhalador personal para tener siempre a mano

AROMÁTICO

Es seguro a partir de los seis años. No lo es para embarazadas.

Todos hemos experimentado esa somnolencia al mediodía cuando estaríamos mejor durmiendo la siesta que en el trabajo o la escuela. Esta mezcla está diseñada para esos momentos en que necesitas un empujoncito para seguir adelante.

1. Mezcla los aceites esenciales en un cuenco pequeño de vidrio.
2. Con unas pinzas pequeñas, añade al cuenco la mecha de algodón de un inhalador personal de aromaterapia y ve dándole vueltas hasta que absorba toda la mezcla de aceites.
3. Con las pinzas, pasa la mecha al tubo inhalador. Ciérralo y etiquétalo.
4. Inhala cuando sea necesario.

Para 1 dosis

5 gotas de aceite esencial de menta

5 gotas de aceite esencial de aguja de abeto

5 gotas de aceite esencial de ciprés

5 gotas de aceite esencial de pimienta negra

1 mecha de algodón limpia para inhalador personal de aromaterapia

Roll-on para la atención y la concentración

USO TÓPICO

Es seguro a partir de los seis años. No lo es para embarazadas ni madres lactantes.

En un momento u otro, todos necesitamos un poco de ayuda para concentrarnos, y los estudios demuestran que los aceites esenciales —en particular el de madera de cedro— pueden contribuir a reforzar la función cognitiva, despejar la niebla mental y reducir los síntomas del TDAH.

Para 10 ml

3 gotas de aceite esencial de madera de cedro del Atlas

3 gotas de aceite esencial de bergamota

2 gotas de aceite esencial de cilantro

1 gota de aceite esencial de albahaca

Completar con aceite de coco fraccionado

1. Pon los aceites esenciales en una botella de vidrio de 10 mililitros con *roll-on*.
2. Añádele el aceite de coco fraccionado hasta llenarla por completo. Coloca la bola y el tapón y agita la botella suavemente para que se mezclen todos los ingredientes. No te olvides de colocar la etiqueta pertinente.
3. Utiliza el *roll-on* para masajearte suavemente con el aceite las sienes y la parte posterior del cuello.

Mezcla para difusor que te ayudará con los deberes

USO AROMÁTICO

Es segura a partir de los dos años.

Cuando estés muy atareado en la escuela y tengas que realizar diversos trabajos, esta mezcla para difusor puede ayudarte a que te concentres en lo que tengas que hacer. Puedes usar esta mezcla con el difusor en casa o en clase para concentrarte mejor y mejorar la productividad. Puedes usarla también en la oficina para que te ayude a concentrarte en el trabajo.

1. Pon todos los aceites en una botella de aceites esenciales (o cualquier botella de vidrio con cuentagotas) y agítala suavemente para que se mezclen bien.
2. Pon entre ocho y diez gotas en un difusor, y pulveriza a intervalos de treinta minutos (treinta minutos encendido / treinta minutos apagado).

Para 15 ml

1 cucharadita de aceite esencial de madera de cedro del Atlas
½ cucharadita de aceite esencial de lavanda
½ cucharadita de aceite esencial de bergamota
½ cucharadita de aceite esencial de pomelo
½ cucharadita de aceite esencial de incienso

Consejo: Prueba a poner venticinco gotas de esta mezcla en un inhalador personal por si lo necesitas en algún momento.

Inhalador personal para contener el apetito

Es seguro a partir de los dos años.

Más del noventa por ciento de nuestro sentido del gusto está relacionado con el olor, y los aromas agradables pueden mandar al cerebro señales de que tenemos el apetito satisfecho, aunque no hayamos tomado nada. Esta receta está diseñada para aplacar el hambre y evitar los caprichos que más a menudo nos permitimos.

1. Mezcla los aceites esenciales en un cuenco de vidrio pequeño.
2. Con unas pinzas pequeñas, coloca la mecha de algodón de un inhalador personal de aromaterapia en el cuenco y empápala con toda la mezcla de aceites.
3. Con las pinzas pasa la mecha de algodón al tubo inhalador. Cierra el tubo y ponle la etiqueta pertinente.
4. Inhala cuando tengas necesidad de hacerlo.

Para 1 dosis

5 gotas de aceite esencial de pomelo

5 gotas de aceite esencial de bergamota

5 gotas de aceite esencial de hojas de canela

5 gotas de aceite esencial de cilantro

1 mecha limpia de algodón para el inhalador de aromaterapia

Aceite de masaje para un baile romántico con la persona querida

USO TÓPICO

Es seguro a partir de los dos años.

No necesitas un hotel de cinco estrellas ni un balneario de lujo para disfrutar de una experiencia sensual. Puedes crear un ambiente romántico en tu propia casa utilizando los aceites esenciales. Esparce algunos pétalos de rosa sobre la cama, enciende unas velas y pon tu música preferida, porque este aceite de masaje va a obrar el milagro.

1. En un cuenco de vidrio de tamaño medio, mezcla el aceite portador con los aceites esenciales.
2. Pon la mezcla en una botella con dispensador (o el frasco que más te guste).
3. Masajea con el aceite el cuerpo de tu pareja, evitando las zonas más sensibles. Guárdalo en un sitio fresco y oscuro.

Para 60 ml

¼ de taza de aceite portador

25 gotas de aceite esencial de bergamota

20 gotas de aceite esencial de cilantro

20 gotas de aceite esencial de lavanda

10 gotas de aceite esencial de rosa

Consejo: El aceite esencial de rosa suele salir muy caro, incluso en pequeñas cantidades. El absoluto de rosa es un buen sustituto y tiene el mismo olor exquisito.

Espray para convertir una habitación en una cala paradisíaca

USO AROMÁTICO

Es seguro a partir de los dos años.

Introduce el romanticismo con este fragante espray, que puedes aplicar a los muebles, la ropa de vestir y la de cama.

1. En una botella de 120 mililitros con espray, mezcla el hamamelis con los aceites esenciales. Agítala suavemente para que se mezcle todo.
2. Añade el agua destilada necesaria para completar la botella.
3. Agita bien la mezcla y rocía con el espray el aire alrededor de las almohadas, las sábanas, las mantas, el colchón y las cortinas. Guarda el resto en un lugar fresco y oscuro.

Para 120 ml

¼ de taza de hamamelis

75 gotas de aceite esencial de naranja dulce

25 gotas de aceite esencial de vainilla

10 gotas de aceite esencial de *ylang-ylang*

Completar con agua destilada

Consejo: En vez de agua destilada, se puede usar hidrolato de rosas, que combina muy bien con este espray.

Un día de balneario en casa

USO TÓPICO

Indicado a partir de los seis años. No aconsejable para embarazadas ni madres lactantes.

Cuando necesites un día de balneario en casa, esta mezcla para el baño lo hará realidad con sus aromas tranquilizantes y a la vez estimulantes.

1. En un cuenco de tamaño medio, mezcla el aceite portador con los aceites esenciales.
2. Con una cuchara, ponle sales de Epsom a la mezcla de aceites y remuévelo todo.
3. Vierte la mezcla en el agua corriente del baño.
4. Quédate en remojo en la bañera al menos veinte minutos.

Para 1 dosis

2 cucharadas de aceite de oliva (u otro aceite portador líquido)

3 gotas de aceite esencial de lavanda

3 gotas de aceite esencial de eucalipto

3 gotas de aceite esencial de mejorana dulce

1 taza de sales de Epsom

Consejo: Para evitar que después del baño el suelo quede resbaladizo, sustituye el aceite portador por un champú inodoro o un gel para baño de espuma.

Perfume creativo de las musas

USO TÓPICO

Para 10 ml

Es seguro a partir de los seis años. No aconsejable para embarazadas ni madres lactantes.

Esta mezcla es un método fácil, efectivo y natural para estimular la inspiración y la creatividad, seas o no un artista.

1. Pon los aceites esenciales en una botella de vidrio de 10 mililitros con *roll-on*.
2. Añade aceite de pepitas de uva hasta llenarla del todo. Coloca la bola y el tapón, y agita la botella suavemente para que se mezcle todo. No olvides ponerle la etiqueta que corresponda.
3. Aplícate la mezcla como te aplicarías un perfume: detrás de las orejas, en las muñecas, el escote y la nuca. Los perfumes naturales no duran tanto como los sintéticos, así que aplícate este con la frecuencia que sea necesaria.

3 gotas de aceite esencial de naranja dulce
2 gotas de aceite esencial de bergamota
2 gotas de aceite esencial de hojas de canela
1 gota de aceite esencial de clavo
1 gota de aceite esencial de vainilla
Completar con aceite de pepitas de uva

Consejo: El aceite de pepitas de uva ayuda a conservar el aroma de este perfume, pero puedes usar otro aceite portador líquido, por ejemplo el de coco fraccionado.

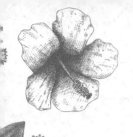

CAPÍTULO 7

Para la familia

Bálsamo para las estrías

USO TÓPICO

Es seguro para todas las edades.

Las estrias y las pequeñas cicatrices son consecuen-cias naturales del embarazo y el parto, pero con cuidado se pueden reducir al mínimo. La aplicación diaria de este bálsamo puede evitar y reducir las finas señales de cicatrices y estrías, un remedio que puede usar toda la familia.

Para unos 150 ml

2 cucharadas de aceite de coco no refinado
¼ de taza de manteca de mango
¼ de taza de aceite de semillas de escaramujo
1 cucharadita de vitamina E
15 gotas de aceite esencial de lavanda
10 gotas de aceite esencial de limón
5 gotas de aceite esencial de manzanilla romana

1. En una sartén y a fuego bajo, derrite el aceite de coco y la manteca de mango.
2. Una vez derretidos, retira la sartén del fuego y añádele el aceite de semillas de escaramujo, la vitamina E y los aceites esenciales, sin dejar de remover.
3. Viértelo todo en un tarro de vidrio de cierre hermético y ponlo en el congelador unos veinte minutos para que la mezcla se endurezca.
4. Masajéate a diario con el bálsamo el abdomen, la espalda, los brazos y las piernas para evitar las estrías y reducir las cicatrices.

Consejo: En los últimos veinte años se ha estudiado exhaustivamente el aceite de tamanu y existen pruebas de que es excepcionalmente apropiado para tratar la piel dañada, incluidas las estrías y las cicatrices. Sustituye la mitad del aceite de escaramujo de esta receta por dos cucharaditas de aceite de tamanu, con lo que estimularás las propiedades curativas de este bálsamo.

Inhalador personal para las náuseas matutinas

USO AROMÁTICO

Es seguro para todas las edades.

Más de la mitad de las mujeres embarazadas sufren náuseas matutinas, y los inhaladores de aceites esenciales son un excelente remedio para aliviarlas. Esta receta de inhalador personal es una opción completa que siempre puedes llevar contigo en el bolso, la cartera, la mochila o el bolsillo.

Para 1 dosis

10 gotas de aceite esencial de cilantro

10 gotas de aceite esencial de jengibre

10 gotas de aceite esencial de limón

1 mecha de algodón limpia para inhalador personal de aromaterapia

1. Mezcla todos los aceites esenciales en un cuenco pequeño de vidrio.
2. Con unas pinzas pequeñas, pon en el cuenco la mecha de algodón de un inhalador personal de aromaterapia y ve dándole vueltas hasta que absorba toda la mezcla de aceites.
3. También con las pinzas pasa la mecha de algodón al tubo inhalador. Cierra el tubo y ponle la etiqueta correspondiente.
4. Inhala siempre que lo necesites.

Bálsamo para la mamá lactante

Es seguro a cualquier edad.

Amamantar a tu bebé es una hermosa experiencia, pero algunos de sus inconvenientes son la sequedad de los pezones, las estrías y la señal de algún que otro mordisco. Este bálsamo calmante está diseñado para aliviar y tratar las irritaciones de las mamás y dejar una piel suave y elástica.

1. En una sartén y a fuego lento, derrite el aceite de coco, la manteca de karité y la cera de abeja.
2. Una vez derretidos, retira la sartén del fuego y añade los aceites esenciales. Remuévelo todo para que se mezcle bien.
3. Pon la mezcla en un tarro de vidrio con tapa hermética y déjalo en el congelador unos veinte minutos para que el contenido se endurezca.
4. Después de dar de mamar y antes de hacerlo de nuevo, aplica a las mamas y los pezones la cantidad de bálsamo equivalente a un guisante.

Para 120 ml

¼ de taza de aceite de coco no refinado
2 cucharadas de manteca de karité
2 cucharadas de cera de abeja
16 gotas de aceite esencial de lavanda
20 gotas de aceite esencial de manzanilla romana

Consejo: Pon la mezcla balsámica en frascos de metal de 15 mililitros o en tubos de ungüento labial. Así la podrás llevar siempre contigo.

Polvos balsámicos para bebés

USO TÓPICO

Se pueden usar a cualquier edad.

Estos polvos balsámicos mantienen el culito del bebé seco dentro del pañal y evitan las escoriaciones que este puede provocar. A diferencia de otros muchos polvos del mercado, esta receta no contiene talco y es fácil de elaborar.

1. Mezcla el polvo de arruruz y el caolín blanco en un cuenco de tamaño medio.
2. Añade el aceite esencial y, con guantes de goma o látex, mézclalo todo evitando que se formen grumos.
3. Limpia y seca el culito del bebé y ponle la cantidad de polvos que consideres necesaria para que absorban la humedad y suavicen la piel. Guárdalos en un recipiente adecuado para este tipo de producto.

Para 1 taza

½ taza de polvo
  de arruruz
½ taza de caolín blanco
20 gotas de aceite esencial de naranja dulce

Consejo: Convierte esta mezcla en unos excelentes polvos herbarios para bebés añadiendo una cucharada de espigas de lavanda, otra de flores de manzanilla y otra de hojas de consuelda, todo previamente triturado.

Mezcla plaguicida infantil para difusor

USO AROMÁTICO

Es seguro para todas las edades.

Nada acaba con los gérmenes como esta mezcla de aceites esenciales antibacteriana, antiviral e inocua para los niños. Espárcela con el difusor por toda la casa para ayudar al sistema inmunitario y aliviar los síntomas del resfriado y la gripe.

1. Pon todos los aceites esenciales en una botella vacía (sea de las que se usan para aceites esenciales o cualquiera de vidrio con cuentagotas) y agítala suavemente para que todo se mezcle bien.
2. Pon entre seis y ocho gotas en un difusor, y activa este a intervalos de treinta minutos (treinta minutos encendido/treinta minutos apagado).

Para 15 ml

¾ de cucharadita de aceite esencial de lavanda

1 cucharadita de aceite esencial de rosalina

¼ de cucharadita de aceite esencial de aguja de abeto

¾ de cucharadita de aceite esencial de mejorana dulce

¼ de cucharadita de aceite esencial de incienso

Consejo: Esta mezcla de aceites esenciales también se puede usar en cualquiera de las recetas para limpiar de este libro.

Vapor-rub para niños

USO TÓPICO

Es seguro a partir de los dos años.

Los vapor-rubs *son un remedio excelente para los problemas respiratorios, pero no es aconsejable usar aceites esenciales de eucalipto o de menta con los niños. Esta receta reúne aceites inocuos para los niños que los ayudan a reducir la tos y la congestión, y así poder respirar mejor (para niños mayores y adultos, véase la receta de la página 103).*

1. En una sartén y a fuego lento, derrite el aceite de coco y la cera de abeja.
2. Una vez derretidos, retira la sartén del fuego y añade los aceites esenciales.
3. Pon la mezcla en un tarro hermético de vidrio y colócalo en el congelador unos veinte minutos para que la mezcla se endurezca.
4. Aplícala al pecho, la espalda y el cuello siempre que sea necesario.

Para unos 120 ml

¼ de taza más dos cucharadas de aceite de coco no refinado

2 cucharadas de cera de abeja

20 gotas de aceite esencial de lavanda

20 gotas de aceite esencial de aguja de abeto

20 gotas de aceite esencial de hierbabuena

20 gotas de aceite esencial de mejorana dulce

Consejo: Para aliviar la tos a la hora de acostarse, masajea con el *vapor-rub* la planta de los pies y después cubre estos con unos calcetines.

Bálsamo para el culito del bebé

USO TÓPICO

Es seguro para todas las edades.

Este suave bálsamo alivia y cura de forma natural las irritaciones de la piel al tiempo que mantiene limpia la zona dañada. Es, además, una crema que sirve para curar los cortes, arañazos y pequeñas heridas de los niños.

1. En una sartén y a fuego lento, derrite el aceite de coco, la manteca de karité y la cera de abeja.
2. Una vez derretidos, retira la sartén del fuego y añade los aceites esenciales. Remuévelo todo para que se mezcle bien.
3. Pon la mezcla en un tarro de cristal hermético de 120 mililitros, que colocarás en el congelador unos veinte minutos para que la mezcla se endurezca.
4. Después de limpiarle y secarle el culito al bebé, aplícale un pellizco de bálsamo equivalente a un guisante. Con ello le aliviarás la inflamación y evitarás que la piel se le irrite.

Para unos 120 ml

¼ de taza de aceite de coco no refinado

2 cucharadas de manteca de karité

2 cucharadas de cera de abeja

12 gotas de aceite esencial de lavanda

12 gotas de aceite esencial de manzanilla romana

Consejo: Para poder llevarla siempre contigo, pon la mezcla balsámica en latas de 15 mililitros o en tubos vacíos de bálsamo labial.

Roll-on para la dentición

USO TÓPICO

Es seguro a partir de los seis meses. Solo para uso externo.

La dentición puede ser un momento duro para el bebé y los padres. Hay quien recomienda usar aceite esencial de clavo para anestesiar las encías del bebé, pero no es recomendable. Los aceites esenciales solo se deben usar externamente para aliviar el dolor de la dentición. Este roll-on *tópico se aplica a la parte inferior de la mandíbula y a las mejillas para mitigar el dolor y recuperar la calma.*

Para 10 ml

1 gota de aceite esencial de lavanda

1 gota de aceite esencial de manzanilla romana

1 gota de aceite esencial de rosalina

Completar con aceite de coco fraccionado

1. Pon los aceites esenciales en una botella de vidrio de 10 mililitros con *roll-on*.
2. Acaba de llenar por completo la botella con aceite de coco fraccionado. Coloca la bola y la tapa a la botella y agítala suavemente para que se mezcle todo. Acuérdate de etiquetar debidamente la botella.
3. Masajea con el *roll-on* la parte inferior de la mandíbula cuantas veces sean necesarias.

Baño para aliviar los dolores propios del crecimiento

USO TÓPICO

Es seguro a partir de los dos años.

Aunque los llamemos «dolores del crecimiento», esos penosos calambres que sufren los niños de entre tres y doce años en los brazos y las piernas parece que son más habituales después de varios días especialmente activos. Este baño ayudará al niño a dormir mejor por la noche.

1. En un cuenco de tamaño medio, mezcla bien el gel de baño y los aceites esenciales.
2. Con una cuchara, echa las sales de Epsom en la mezcla y remuévelo todo.
3. Vierte la mezcla sobre el agua que va llenando la bañera.
4. Remójate en la bañera al menos veinte minutos.

Para 1 dosis

2 cucharadas de gel espumoso inodoro

2 gotas de aceite esencial de mejorana dulce

2 gotas de aceite esencial de rosalina

2 gotas de aceite esencial de lavanda

1 taza de sales de Epsom

Consejo: Las hierbas antiinflamatorias como la lavanda y la manzanilla son más que adecuadas para este baño. Pon un cuarto de taza de cada una en una bolsa de tela para el té o en un calcetín limpio y, después de cerrarlos bien, déjalos en la bañera.

Aceite de masaje para aliviar los dolores propios del crecimiento

USO TÓPICO

Indicado a partir de los dos años.

Al parecer, los dolores propios del crecimiento se intensifican por la noche, de modo que este remedio no solo va a calmar y aliviar los músculos irritados sino que relajará al niño antes de que se acueste.

1. En un cuenco de vidrio de tamaño medio, mezcla el aceite portador y los aceites esenciales.
2. Pon la mezcla en una botella con dispensador (o la que más te guste).
3. Con el aceite, masajéale al niño los músculos que le duelan, evitando las zonas sensibles. Guarda la botella en un sitio fresco y oscuro.

Para 60 ml

¼ de taza de aceite portador

10 gotas de aceite esencial de lavanda

15 gotas de aceite esencial de mejorana dulce

10 gotas de aceite esencial de manzanilla romana

Consejo: Para obtener mejores resultados, utiliza este aceite de masaje después del baño para aliviar los dolores propios del crecimiento (véase la página 151).

Ungüento calmante de la tía Flo

Para unos 120 ml

Es seguro a partir de los diez años. No lo es para embarazadas.

Desde la adolescencia he sufrido periodos muy dolorosos y nunca quise tomar muchas pastillas. Este ungüento calmante contribuye a aliviar de forma natural parte del dolor de la menstruación.

1. En una sartén y a fuego lento, mezcla el aceite de oliva y la cera de abeja.
2. Una vez derretida la cera, retira la sartén del fuego y añade los aceites esenciales.
3. Guarda la mezcla en un tarro de vidrio de tapa hermética de 120 mililitros y ponla en el congelador veinte minutos para que se endurezca.
4. Aplícate el ungüento en el abdomen, la zona lumbar y los muslos. Verás cómo te alivia los dolorosos calambres y te calma los nervios exhaustos.

¼ de taza más 2 cucharadas de aceite de oliva

2 cucharadas de cera de abeja

30 gotas de aceite esencial de clavo

20 gotas de aceite esencial de lavanda

15 gotas de aceite esencial de geranio

15 gotas de aceite esencial de bergamota

10 gotas de aceite esencial de amaro

10 gotas de aceite esencial de jengibre

Consejo: El árnica y la hierba de San Juan son hierbas bien conocidas por sus propiedades antiinflamatorias y analgésicas. Para una mezcla perfecta, añade dos cucharadas de flores de árnica y dos de la hierba de San Juan al aceite de oliva y déjalo a fuego lento unas dos horas. Cuélalo y sigue con la receta.

Baño para el síndrome premenstrual

USO TÓPICO

Es seguro para cualquier edad. No lo es para embarazadas.

Sé por propia experiencia que este baño para el síndrome premenstrual proporciona un alivio emocional y físico, equilibra las hormonas y alivia los dolores y las molestias.

1. En un cuenco de tamaño medio, mezcla el gel espumoso y los aceites esenciales, removiéndolo todo bien.
2. Con una cuchara, añade las sales de Epsom a la mezcla.
3. Echa la mezcla a la bañera de modo que se junte con el agua con que se va llenando.
4. Quédate en remojo al menos veinte minutos.

Para 1 dosis

2 cucharadas de gel espumoso inodoro

3 gotas de aceite esencial de lavanda

3 gotas de aceite esencial de manzanilla romana

3 gotas de aceite esencial de amaro

1 taza de sales de Epsom

Consejos: Si no tienes gel espumoso a mano, puedes sustituirlo en esta receta por el aceite portador que más te guste. Para que el alivio del síndrome premenstrual sea más duradero, después de este baño, aplícate el ungüento calmante de la tía Flo (véase la página 153).

Roll-on para levantar el ánimo en la menopausia

USO TÓPICO

Es seguro a partir de los seis años. No aconsejable para embarazadas.

Los síntomas de la menopausia varían entre una mujer y otra, pero los cambios de humor suelen ir acompañados de cambios hormonales. Este roll-on tranquilizante contribuye a sosegar los nervios alterados, suavizar la irritabilidad y regular las secreciones hormonales.

Para 10 ml

3 gotas de aceite esencial de lavanda

3 gotas de aceite esencial de amaro

3 gotas de aceite esencial de geranio

Completar con aceite de coco fraccionado

1. Pon los aceites esenciales en una botella *roll-on* de vidrio de 10 mililitros.
2. Añade el aceite de coco fraccionado necesario para llenar por completo la botella. Coloca la bola y el tapón, y agita suavemente la botella para que se mezcle bien su contenido.
3. Masajéate con la mezcla las sienes, el cuello, el escote y la parte posterior de las orejas.

Espray refrescante para atenuar los sofocos

USO TÓPICO

Es seguro a partir de los seis años. No lo es para mujeres embarazadas.

Este milagroso espray para combatir los sofocos te ayudará a calmarte al instante, estés donde estés.

1. En una botella de 120 mililitros con espray, mezcla el hamamelis, el gel de aloe vera y la glicerina vegetal con los aceites esenciales. Ve girando la botella para que todo se mezcle bien.
2. Añade el agua destilada necesaria para acabar de llenar la botella.
3. Agítala bien y rocíate la cara, los brazos, el pecho y el cogote cuanto sea necesario para aliviar el sofoco. Cuando te rocíes la cara, asegúrate de cerrar bien los ojos.

Para 120 ml

¼ de taza de hamamelis

1 cucharada de gel de aloe vera

1 cucharadita de glicerina vegetal

10 gotas de aceite esencial de menta

10 gotas de aceite esencial de lavanda

10 gotas de aceite esencial de amaro

Completar con agua destilada

Consejos: El hidrosol de menta es muy suave y produce un exquisito efecto refrescante que te puede servir para tranquilizarte. Para que el efecto de esta receta sea más refrescante, sustituye el agua por hidrosol de menta. Para obtener un resultado más refrescante aún, prueba a guardar el espray en la nevera.

Ungüento para la tiña inguinal

USO TÓPICO

Es seguro a partir de los seis años. No lo es para embarazadas ni madres lactantes.

El causante de la tiña inguinal es un hongo que encuentra su mejor hábitat en las partes cálidas y húmedas del cuerpo. Los aceites altamente fungicidas y antiinflamatorios que se utilizan en este ungüento son suaves, de modo que el ungüento se puede aplicar sin problema a las ingles, para aliviar y curar las infecciones por hongos. También se puede usar en otros tipos de tiña, como el pie de atleta.

Para unos 120 ml

- ¼ de taza de aceite de coco no refinado
- 2 cucharadas de manteca de karité
- 2 cucharadas de cera de abeja
- 10 gotas de aceite esencial de lavanda
- 10 gotas de aceite esencial de árbol de té
- 10 gotas de aceite esencial de limón
- 10 gotas de aceite esencial de eucalipto

1. En una sartén y a fuego lento, derrite el aceite de coco, la manteca de karité y la cera de abeja.
2. Una vez derretidos, retira la sartén del fuego y añade los aceites esenciales. Remueve para que todo se mezcle bien.
3. Pon la mezcla en un tarro de vidrio de 120 mililitros con tapa hermética y deja este en el congelador unos veinte minutos para que su contenido se endurezca.
4. Limpia y seca las zonas de la piel afectadas y aplícales la cantidad de ungüento equivalente a un guisante.

Consejo: Pon el ungüento en latas de 15 mililitros o tubos de bálsamo labial para tenerlo siempre a mano.

Aceite para barbas rebeldes

Es seguro a partir de los seis años. No lo es para embarazadas ni madres lactantes.

Un aceite para barbas como este ayuda a acondicionar, suavizar y alisar la barba para que no se vea desaliñada. También ayuda a hidratar y suavizar la piel que hay debajo de la barba, lo cual evita la picazón.

1. En un cuenco de tamaño medio, mezcla los aceites portadores y los esenciales, removiéndolos bien.
2. Pon la mezcla en una botella de vidrio con cuentagotas y etiquétala.
3. Después de humedecerte la barba, échate entre cinco y ocho gotas (dependiendo del tamaño de la barba) en la palma de la mano y masajéate la barba. Atúsatela bien con los dedos.

Para 30 ml

1 cucharada de aceite de semillas de cáñamo

½ cucharada de aceite de aguacate

½ cucharada de aceite de hueso de albaricoque

10 gotas de aceite esencial de ciprés

10 gotas de aceite esencial de bergamota

3 gotas de aceite esencial de clavo

Consejo: Para conseguir un refrescante aroma a madera, sustituye los aceites esenciales de la receta original por diez gotas de aceite esencial de aguja de abeto, diez gotas del de madera de cedro y tres gotas del de menta.

Mezcla para difusor para conseguir una *elevación* milagrosa

USO AROMÁTICO

Para 15 ml

Es segura a partir de los dos años. No lo es para embarazadas ni madres lactantes.

La disfunción eréctil afecta a unos treinta millones de hombres en Estados Unidos, y se puede producir a cualquier edad. Los pocos estudios que se han hecho al respecto señalan que algunos aceites esenciales —incluida una mezcla de aceites de calabaza y de lavanda— puede reducir la ansiedad y aumentar el flujo sanguíneo del pene (Hirsch, 2014). Con esta idea, se elaboró esta mezcla para difusor con la que mitigar el estrés y contribuir a lograr un estado de ánimo propicio.

1 cucharadita de aceite esencial de naranja dulce

¾ de cucharadita de aceite esencial de lavanda

¾ de cucharadita de aceite esencial de hojas de canela

¼ de cucharadita de aceite esencial de clavo

¼ de cucharadita de aceite esencial de vainilla

1. Pon todos los aceites esenciales en una botella de las destinadas a estos aceites (o cualquier otra de vidrio con cuentagotas) y agítala con suavidad para que se mezclen bien.
2. Pon entre ocho y diez gotas en un difusor, y déjalo en marcha unos treinta minutos en la habitación que vayáis a utilizar.

Consejo: Esta mezcla de aceites esenciales se puede usar también para masajes. Mezcla 30 mililitros del aceite portador que más te guste con dieciocho gotas de esta mezcla, y con lo que resulte masajéate la espalda, el pecho, las piernas y los pies antes de hacer el amor. Evita las zonas sensibles y no apliques la mezcla a las partes íntimas.

Espray para después del afeitado

USO TÓPICO

Es seguro a partir de los seis años. No lo es para embarazadas ni madres lactantes.

La loción para después del afeitado ayuda a limpiar y suavizar la piel, curar los cortes y cerrar los poros. Este espray puede contribuir a reducir la irritación y el ardor de la piel producidos por las cuchillas.

1. En una botella con espray, mezcla el hamamelis, el gel de aloe vera y la glicerina vegetal con los aceites esenciales. Agita suavemente la botella para conseguir una mezcla homogénea.
2. Acaba de llenarla con agua destilada.
3. Agita bien la botella y con cuidado y los ojos cerrados rocíate la cara. Sécatela con suavidad con un paño o una toalla limpios. Guarda la loción en un lugar fresco y oscuro.

Para 120 ml

¼ de taza de hamamelis

1 cucharada de gel de aloe vera

1 cucharadita de glicerina vegetal

10 gotas de aceite esencial de árbol de té

10 gotas de aceite esencial de menta

Agua destilada para completar

Consejos: Para una mayor suavidad de esta loción para después del afeitado, sustituye el agua de esta receta por hidrosol de menta. La menta es por naturaleza antiinflamatoria y antibacteriana, y ayuda a limpiar y curar cualquier corte. Sobre este espray combinado con un aceite facial humidificador, véase en el capítulo ocho el tónico facial hidratante (página 172).

Ungüento para aliviar la artritis

Para 120 ml

Es seguro a partir de los seis años. No es aconsejable para embarazadas o madres lactantes.

La artritis y el dolor de las articulaciones pueden impedir realizar la tarea más sencilla, pero determinados aceites —entre ellos los de lavanda, jengibre e incienso— son muy efectivos para aliviar el dolor y te ayudan a hacer todo lo que tengas que hacer.

1. En una sartén y a fuego lento, mezcla el aceite de oliva, el aceite de coco y la cera de abeja.
2. Una vez todo derretido, retira la sartén del fuego y añade los aceites esenciales. Remuévelo todo bien.
3. Pon la mezcla en un tarro de vidrio hermético y déjalo en el congelador unos veinte minutos para que la mezcla se endurezca.
4. Aplica el ungüento con suaves masajes.

¼ de taza de aceite de oliva

2 cucharadas de aceite de coco no refinado

2 cucharadas de cera de abeja

20 gotas de aceite esencial de lavanda

20 gotas de aceite esencial de jengibre

15 gotas de aceite esencial de incienso

15 gotas de aceite esencial de eucalipto

Consejo: El árnica y la hierba de San Juan son bien conocidas por sus propiedades antiinflamatorias y analgésicas. Para darle un toque extra, deja en infusión dos cucharadas de flores de árnica y dos cucharadas de hierba de San Juan en el aceite de oliva y a fuego lento unas dos horas. Cuélalo y sigue con la receta.

Aceite de masaje para caldear la circulación sanguínea

Es seguro a partir de los seis años. No es aconsejable para embarazadas ni madres lactantes.

Tener las manos y los pies fríos puede causar dolor. Esta mezcla ayuda a calentar el cuerpo actuando sobre la circulación para que mejore y también contribuye a reducir las arañas vasculares.

Para unos 60 ml

¼ de taza de aceite portador
15 gotas de aceite esencial de jengibre
10 gotas de aceite esencial de pimienta negra
10 gotas de aceite esencial de hojas de canela
5 gotas de aceite esencial de clavo

1. En un cuenco de tamaño medio, mezcla el aceite portador y los aceites esenciales, removiéndolo todo bien.
2. Pon la mezcla en una botella de loción con espray (o cualquier otra que te guste más).
3. Masajéate con el aceite los músculos que te duelan, evitando las zonas sensibles. Guarda la botella en un sitio fresco y oscuro.

Consejo: La pimienta de Cayena tiene propiedades antiinflamatorias y antiespasmódicas, y contiene un compuesto llamado *capsaicina*, que se cree que bloquea los neurotransmisores por los que el dolor llega al cerebro. Usada tópicamente, la cayena puede ayudar a aliviar el dolor y aumentar la circulación en la zona a la que se aplique. Para añadir los beneficios de la cayena a este ungüento, disuelve dos cucharadas de polvo de cayena en el aceite portador y pon la mezcla a fuego lento durante dos horas. Cuélalo y sigue con la receta.

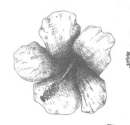

CAPÍTULO 8

Para el aseo personal

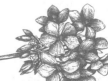

Dentífrico blanqueador mentolado y refrescante

USO TÓPICO

Es seguro para mayores de seis años.

Llevo casi diez años elaborando dentífrico, y mis dientes no podrían estar más lustrosos, blancos y sanos. Es muy fácil fabricar tu propio dentífrico y adecuarlo a cada persona de tu casa. Esta receta lleva carbón activado y aceite esencial de limón para intensificar el color blanco natural de los dientes.

1. Con una batidora manual, mezcla el aceite de coco, el bicarbonato sódico, el xilitol y el carbón activado (si lo usas) hasta conseguir una pasta cremosa.
2. Añade los aceites esenciales y mézclalo todo bien.
3. Pon en el cepillo el equivalente a un guisante de esta pasta y cepíllate los dientes como suelas hacerlo.

Para unos 120 ml

½ taza de aceite de coco no refinado (en estado parcialmente sólido)

¼ de taza de bicarbonato sódico

De ¼ a ½ taza de xilitol (azúcar de abedul) bien molido

1 cucharadita de carbón activado *(opcional)*

35 gotas de aceite esencial de limón

35 gotas de aceite esencial de hierbabuena

Consejos: Los niños más pequeños suelen tragarse parte del dentífrico cuando se cepillan los dientes, de modo que esta receta es solo para mayores de seis años. Para que la puedan usar también niños menores de esta edad, sustituye los aceites esenciales de esta receta por cuarenta gotas de extracto de fresa. Por otra parte, dependiendo de la temperatura, el aceite de coco puede estar más sólido o más líquido. Guarda el dentífrico que hagas en casa en una botella exprimible reutilizable en un lugar fresco y oscuro para asegurar su mejor consistencia.

Enjuague bucal mentolado sin alcohol

USO TÓPICO

Para unos 270 ml

Es seguro para mayores de seis años. No lo es para embarazadas ni madres lactantes.

El enjuague bucal, una parte importante de la higiene de la boca, ayuda a eliminar las bacterias y los restos de alimentos que el cepillo no alcanza. El enjuague de base alcohólica mata los gérmenes, pero también reseca la boca, lo cual favorece que se desarrollen más bacterias que pueden provocar otros problemas. Yo soy partidaria de los remedios exentos de alcohol, como este.

½ taza de agua destilada

½ taza de peróxido de hidrógeno (al 3 %)

1 cucharada de miel natural sin filtrar

2 cucharadas de aceite de coco fraccionado

20 gotas de aceite esencial de menta

20 gotas de aceite esencial de hierbabuena

1. Mezcla el agua, el peróxido de hidrógeno y la miel en una botella de vidrio de medio litro y color ámbar, y agítala con suavidad hasta que la miel se disuelva por completo.
2. En un cuenco pequeño de vidrio, mezcla el aceite de coco y los aceites esenciales.
3. Vierte esta mezcla en la botella mencionada y tápala.
4. Agita bien la botella para que su contenido emulsione y haz gárgaras con el enjuague durante dos minutos. No te lo tragues. Tíralo después de las gárgaras y aclárate la boca con agua. Guarda el enjuague en la nevera.

Consejo: El hidrosol de menta, que puede sustituir al agua filtrada, es agradable y efectivo como enjuague bucal y tiene un suave sabor a menta perfectamente indicado para los niños. Para elaborar un dentífrico para embarazadas o niños, utiliza hidrosol de menta en lugar del agua y prescinde del aceite de coco y los aceites esenciales de esta receta.

Pasta desodorante de pomelo y lavanda

Es seguro a partir de los dos años.

Para unos 250 ml

¼ de taza de aceite de coco no refinado

¼ de taza de manteca de karité

¼ de taza de polvo de arruruz

1 cucharada de bicarbonato sódico

3 cucharadas de tierra de diatomeas

16 gotas de aceite esencial de pomelo

16 gotas de aceite esencial de lavanda

Es probable que pienses en elaborar tu propio desodorante natural y eficaz. El que yo me hago tiene la textura de la nata montada y es fácil de aplicar. Si prefieres un desodorante en barra, puedes añadir dos cucharadas de cera de abeja a esta receta y poner la pasta en tubos con rosca extractora.

1. En una sartén y a fuego lento, disuelve el aceite de coco y la manteca de karité.
2. Mientras se disuelven, mezcla el arruruz y el bicarbonato en un cuenco de tamaño medio.
3. Una vez disueltos, retira del fuego la mezcla de aceite de coco y manteca de karité y viértela en la mezcla de polvos del cuenco.
4. Mézclalo todo y remueve hasta que los polvos y los aceites se mezclen bien, y deja que el cuenco se enfríe en agua con hielo.
5. Cuando el desodorante se haya enfriado y esté ya medio endurecido, con una batidora de mano remuévelo hasta que adquiera la consistencia de una crema ligera y esponjosa.
6. Mientras bates el desodorante, ve añadiendo los aceites esenciales y mézclalos con la pasta.
7. Toma con los dedos el equivalente a un guisante de esa pasta y aplícatela a las axilas.

Bálsamo labial de menta y lavanda

Inocuo para mayores de seis años.

El bálsamo labial es un producto para el aseo personal fácil de elaborar. Con muy pocos ingredientes se pueden preparar más de una docena de bálsamos. El efecto refrescante de la menta y las propiedades curativas de la lavanda ayudan a aliviar y curar los labios secos y agrietados.

1. En una sartén y a fuego lento, disuelve el aceite de coco, la manteca de karité y la cera de abeja.
2. Una vez diluidos, retira la sartén del fuego y añade el aceite de ricino y los aceites esenciales. Remuévelo bien para que se mezcle todo.
3. Vierte la mezcla balsámica labial en los clásicos tubos para este tipo de producto, botes de metal de 15 mililitros o latas recicladas de pastillas de menta, y deja que se enfríe y endurezca.
4. Aplícate el bálsamo a los labios como harías con cualquier producto hidratante.

Para unos 90 ml

3 cucharadas de aceite de coco no refinado

1 cucharada de manteca de karité

1 ½ cucharadas de cera de abeja

1 cucharada de aceite de ricino

20 gotas de aceite esencial de lavanda

15 gotas de aceite esencial de menta

Consejos: Para que el bálsamo lo puedan usar los niños, sustituye el aceite esencial de menta de esta receta por aceite esencial de naranja dulce. Pon el bálsamo en un relicario, un guardapelos o un medallón bonitos, y cuélgatelo en el cuello.

Exfoliante labial picante de naranja y miel

USO TÓPICO

Es seguro a partir de los dos años.

Los exfoliantes labiales son fantásticos porque retiran la piel muerta al mismo tiempo que hidratan los labios secos y agrietados. Este exfoliante se basa en las propiedades humectantes del azúcar y de la miel.

1. Mezcla todos los ingredientes en un cuenco pequeño, removiéndolos bien.
2. Con una pequeña cantidad de la mezcla, frótate los labios con movimientos circulares durante uno o dos minutos. Enjuágatelos con un paño húmedo y caliente. Después, aplícate un bálsamo labial a base de aceites para retener la humedad.

Para unos 60 ml

¼ de taza de azúcar

1 cucharada de aceite de aguacate

1 cucharada de miel natural sin filtrar

1 cucharadita de canela en polvo

5 gotas de aceite esencial de naranja dulce

Barras de manteca corporal de limón

Es seguro para mayores de dos años.

La manteca corporal es la forma más deslumbrante de hidratar la piel, sobre todo porque las lociones basadas en el agua se evaporan con mucha mayor rapidez. Estas barras de manteca corporal son compactas y más que adecuadas para viajar.

1. En una sartén y a fuego lento, derrite el aceite de coco, la manteca de karité y la cera de abeja.
2. Una vez todo derretido, retira la sartén del fuego, añade los aceites esenciales y remuévelo todo para que se mezcle bien.
3. Pon la mezcla en moldes. Para que se enfríen antes, puedes dejarlos en el congelador unos veinte minutos. La alternativa es tenerlos en la encimera de la cocina entre cuatro y seis horas.
4. Cuando la mezcla esté fría y dura, sácala de los moldes y guarda las barras en un bote de cristal hermético en un lugar fresco y oscuro.
5. Disuelve la barra en la palma de la mano y frótate todo el cuerpo para hidratarlo bien y darle un aroma exquisito.

Para unos 180 ml

- ¼ de taza de aceite de coco no refinado
- 2 cucharadas de manteca de karité
- ¼ de taza de cera de abeja
- 60 gotas de aceite esencial de limón (destilado al vapor)
- 30 gotas de aceite esencial de manzanilla romana
- 30 gotas de aceite esencial de vainilla

Espray mentolado refrescante para después de tomar el sol

USO TÓPICO

Es seguro a partir de los seis años.

El verano es tiempo de diversión al aire libre, ejercicio físico y baños de sol, pero también de cansancio y agotamiento por exceso de calor, quemaduras solares y deshidratación. El aceite esencial de menta te puede ser útil cuando has estado mucho tiempo expuesto al sol y necesitas bajar la temperatura del cuerpo o aliviar la piel enrojecida. Para las embarazadas y los niños, es mejor usar aceite esencial de hierbabuena en lugar del de menta.

1. En una botella de 250 mililitros con espray, mezcla la gelatina de aloe vera, la glicerina vegetal y el vinagre de sidra con los aceites esenciales. Agita con suavidad la botella para que se mezcle todo bien.
2. Acaba de llenar la botella con agua destilada.
3. Agítala bien y rocíate con la mezcla las zonas quemadas del cuerpo. Cuando lo hagas en la cara, cúbrete los ojos.

Para 240 ml

¼ de taza de gelatina de aloe vera

½ cucharada de glicerina vegetal

1 cucharada de vinagre de sidra sin filtrar

10 gotas de aceite esencial de menta

10 gotas de aceite esencial de lavanda

Completar con agua destilada

Consejos: El hidrosol de menta es por naturaleza antiinflamatorio y refrescante para la piel. Puede ayudar a limpiar y curar una quemadura al tiempo que alivia el dolor. Para que el espray sea doblemente refrescante, sustituye el agua de esta receta por hidrosol de menta. Para que el espray refresque aún más, tenlo siempre en la nevera.

Granos de salvia y menta para la limpieza facial

USO TÓPICO

Es seguro a partir de los seis años.

Yo no me lavo la cara con jabón; me la lavo icon barro! El jabón puede ser áspero, secar la piel y provocar erupciones. Los granos limpiadores son exfoliantes faciales que no contienen jabón y, por su propia naturaleza, suavizan la piel irritada, reducen las líneas finas y curan el acné y la dermatitis. Lo mejor de esta receta es que actúa también de máscara facial.

1. Mezcla en un cuenco los ingredientes en polvo.
2. Añade los aceites esenciales. Ponte guantes de goma o látex y mezcla los aceites esenciales con los polvos hasta que no haya ningún grumo.
3. Guarda los granos limpiadores en un tarro de especias con una tapa como la de los saleros.
4. Para su uso, mezcla una cucharadita de granos limpiadores con una pequeña cantidad de agua o hidrosol en la palma de la mano. Aplícate la mezcla arcillosa a la cara y repártela por ella con suavidad con movimientos circulares de la punta de los dedos. Enjuágate con agua caliente y aplícate después un tónico o hidratante.

Para unos 150 ml

¼ de taza de arcilla

2 cucharadas de avena bien molida

1 cucharada de leche de coco en polvo

2 cucharadas de hojas de menta, bien molidas

2 cucharadas de hojas de salvia, bien molidas

8 gotas de aceite esencial de menta

8 gotas de aceite esencial de salvia

Tónico facial hidratante

Es seguro a partir de los dos años.

El tónico facial, uno de los productos para la limpieza de la cara más olvidados, elimina el exceso de aceites y las células muertas de la piel. Además, restaura el pH de la cara, cierra los poros y ayuda a que el hidratante penetre mejor en la piel. El tónico facial de esta receta es bueno para todo tipo de piel.

1. En una botella de 120 mililitros con espray, mezcla el hamamelis, el gel de aloe vera y la glicerina vegetal con los aceites esenciales. Agita con suavidad la botella para que todo se mezcle bien.
2. Añade el agua destilada necesaria para llenar completamente la botella.
3. Agítala bien, lávate bien la cara y rocíatela con el espray, evitando el contacto con los ojos. Después, aplícate un aceite hidratante facial.

Para 120 ml

¼ de taza de hamamelis

1 cucharada de gel de aloe vera

1 cucharadita de glicerina vegetal

5 gotas de aceite esencial de lavanda

3 gotas de aceite esencial de pomelo

3 gotas de aceite esencial de cilantro

Agua destilada para completar

Consejo: Suave y curativo, el hidrosol de rosa es magnífico para todo tipo de piel, por lo que puede sustituir al agua de esta receta.

Aceite facial hidratante

Es seguro para todas las edades.

Ya sea que tengas la piel grasa o seca, necesitas una crema hidratante para mantener la piel equilibrada, suave y flexible. Diseñé la mezcla del aceite portador para todos los tipos de piel, y puedes personalizar las mezclas de aceites esenciales en función de tu tipo de piel, según lo que se especifica en esta misma página.

1. Mezcla los aceites portadores y los esenciales en una botella de 30 mililitros con spray. Agítala suavemente para que se mezclen bien todos los aceites.
2. Después de lavarte la cara y aplicarte un tónico, ponte tres gotas del aceite hidratante en la palma de la mano, frótate ambas manos y con delicadeza masajéate la cara. Yo utilizo una gota de aceite para mi aplicación de la mañana, y dos o tres gotas para la de la noche.

Para unos 30 ml

½ cucharadita de aceite de semillas de cáñamo
½ cucharadita de aceite de semillas de escaramujo
½ cucharadita de aceite de semilla de uva
½ cucharadita de aceite de semillas de calabaza
Aceites esenciales para tu tipo de piel

PIEL NORMAL
5 gotas de aceite esencial de lavanda
2 gotas de aceite esencial de cilantro

PIEL GRASA O CON ACNÉ
3 gotas de aceite esencial de geranio
3 gotas de aceite esencial de pomelo
1 gota de aceite esencial de rosalina

PIEL SECA O DAÑADA
2 gotas de aceite esencial de manzanilla romana
2 gotas de aceite esencial de cilantro
3 gotas de aceite esencial de naranja dulce

PIEL MADURA
3 gotas de aceite esencial de incienso
2 gotas de aceite esencial de rosa
1 gota de aceite esencial de manzanilla romana

Máscara facial desintoxicante

USO TÓPICO

Es segura a partir de los dos años.

Las fiestas nocturnas para chicas que más me gustan son las que yo llamo «lunes de máscara de barro y mimosas». Invito a todas mis amigas (y a cualquier chico que quiera venir) y les digo que si ellas traen los cócteles mimosa, yo les voy a hacer unas preciosas máscaras de barro. Esta máscara desintoxicante siempre es la que más éxito tiene.

1. Mezcla los ingredientes en polvo en un cuenco.
2. Añade los aceites esenciales. Con guantes de goma o látex mezcla los aceites esenciales con los ingredientes en polvo hasta que no queden grumos.
3. Cuando vayas a usarlo, mezcla dos cucharadas del preparado con suficiente agua destilada (o hidrosol, té de hierbas frío o gel de aloe vera) para formar una pasta.
4. Aplícate la máscara facial de arcilla herbaria a la cara, sin que toque el pelo, los ojos, los labios ni los orificios nasales. Deja que repose entre quince y veinte minutos, y si te pica demasiado, rocíala con un tónico facial.
5. Enjuágate la cara y sigue con el tónico y el hidratante faciales. Guarda la mezcla en polvo en un tarro de vidrio con tapa hermética.

Para ½ taza

¼ de taza de arcilla de bentonita

1 cucharada de carbón activado

1 cucharada de espigas de lavanda, bien trituradas

1 cucharada de hojas de diente de león, bien trituradas

1 cucharada de té verde, bien triturado

15 gotas de aceite esencial de pomelo

10 gotas de aceite esencial de limón.

Agua destilada

Gel de baño cítrico y fresco

USO TÓPICO

Es seguro a partir de los dos años.

El gel corporal es el tipo de jabón que más me gusta para la ducha. Es muy fácil de elaborar, no requiere mucho tiempo y se adapta fácilmente a cualquier ingrediente que tengas a mano. Además, es una mezcla cuyo aroma impregna el cuarto de baño como un refrescante rayo de sol naciente.

1. En una botella de medio litro, mezcla el jabón de Castilla, la glicerina vegetal, el aceite de semillas de cáñamo y los aceites esenciales. Tápala bien y con suavidad agítala arriba y abajo para que se mezcle todo.
2. Echa una cuarta parte del gel en una esponja o una manopla, frótate bien todo el cuerpo y dúchate como de costumbre.

Para más o menos medio litro

1 taza de jabón de Castilla líquido

½ taza de glicerina vegetal

½ taza de aceite de semillas de cáñamo

50 gotas de aceite esencial de naranja dulce

50 gotas de aceite esencial de pomelo

20 gotas de aceite esencial de bergamota

20 gotas de aceite esencial de rosalina

Consejo: Para conseguir un gel corporal aún más hidratante, sustituye dos cucharadas del aceite de semillas de cáñamo por dos de aceite de argán.

Acondicionador del pelo a base de lavanda, naranja y vinagre de sidra

USO TÓPICO

Es seguro para todas las edades.

Al igual que los poros de la piel, las cutículas del pelo se deben cerrar tras el lavado para que este luzca sano y brillante. El jabón suele tener un pH alto, que abre las cutículas. Para cerrarlas hace falta un acondicionador y un pH de entre 4,5 y 5,5, muy similar al del sebo que segrega la piel. El vinagre de sidra es bien conocido como acondicionador del pelo que puede ayudar a reducir el adelgazamiento del cabello, estimular su crecimiento y aportar brillo y fortaleza.

Para más o menos medio litro

2 cucharadas de vinagre puro de sidra sin filtrar

2 cucharadas de gelatina de aloe vera

10 gotas de aceite esencial de lavanda

10 gotas de aceite esencial de naranja dulce

Agua destilada para completar

1. Mezcla todos los ingredientes en una botella de medio litro con espray.
2. Complétala con agua destilada.
3. Agítala bien y rocíate el pelo mojado. Péinate repetidamente el pelo con los dedos y acláratelo con agua caliente

Aceite para un tratamiento intensivo del crecimiento del cabello

USO TÓPICO

Es seguro a partir de los seis años.

Muchos aceites esenciales pueden darle a tu pelo más lustre, brillo y vigor, pero, en este sentido, ninguno supera al de romero. En los productos para el aseo personal, el aceite esencial de romero disminuye la caída del cabello y estimula su crecimiento hasta conseguir una melena casi mágica.

1. En un cuenco pequeño, mezcla los aceites portadores y los esenciales.
2. Aplícatelos al pelo desde su raíz, y con el aceite masajéate el cuero cabelludo para estimular el crecimiento del cabello.
3. Deja el aceite acondicionador en el pelo entre una y dos horas antes de usar el champú.
4. Antes de aplicarte el acondicionador, lávate el pelo con champú dos veces. Repite la operación una vez a la semana para estimular el crecimiento del pelo.

Para 1 dosis

1 cucharadita de aceite de argán

1 cucharadita de aceite de aguacate

2 gotas de aceite esencial de romero

2 gotas de aceite esencial de madera de cedro del Atlas

Máscara de barro desintoxicante para el pelo y el cuero cabelludo

USO TÓPICO

Es seguro a partir de los dos años.

Puedes decir que ha llegado la hora de desintoxicarte el pelo cuando parezca que pesa y se te descuelga por la acumulación de productos y el cuero cabelludo produce más aceites de los habituales. Lo mejor es desintoxicarte el pelo una vez al mes para ayudar a regular la producción de aceite y dar mejor lustre al cabello.

1. En un cuenco de tamaño medio mezcla bien la arcillla de bentonita, el aceite de semillas de cáñamo y los aceites esenciales.
2. Pon agua en los ingredientes de cucharada en cucharada, hasta que la mezcla deje de ser líquida y se pueda untar fácilmente.
3. Aplícate la mezcla al pelo, ponte un gorro de ducha para mantener el calor y deja que actúe entre quince minutos y una hora.
4. Aclárate bien el pelo y ponte un poco de vinagre de sidra.

Para 1 dosis

¾ de taza de arcilla de bentonita

1 cucharada de aceite de semillas de cáñamo

2 gotas de aceite esencial de incienso

2 gotas de aceite esencial de mejorana dulce

De 2 a 6 cucharadas de agua a temperatura ambiente

Consejo: Esta máscara de barro seca más el pelo cuanto más tiempo te la dejes puesta, de modo que ayuda pulverizarte el pelo con agua filtrada o hidrosol con frecuencia. Procura que la máscara no se seque.

Espray para el pelo con lavanda y vainilla inspirado en las olas del mar

Para ¼ de litro

½ taza de agua destilada caliente

2 cucharadas de sales de Epsom

1 ½ cucharaditas de sal marina

½ cucharadita de acondicionador del pelo

1 cucharadita de glicerina vegetal

1 cucharada de gelatina de aloe vera

20 gotas de aceite esencial de lavanda

5 gotas de aceite esencial de vainilla

Completar con agua destilada

Si quieres un pelo como el que luces en la playa pero no tienes el mar a la vista, prueba a elaborarte tu propio espray capilar salado. Este combina los aromas calmantes y florales de la lavanda con los embriagadores de la vainilla, creando un aroma y un aspecto irresistibles.

1. Mezcla el agua destilada caliente, las sales de Epsom, la sal marina, el acondicionador del pelo y la glicerina vegetal en un vaso medidor de vidrio. Remuévelo todo hasta que la sal esté disuelta y el resto se haya mezclado con el agua.
2. En un cuenco pequeño, mezcla la gelatina de aloe vera con los aceites esenciales.
3. Con un embudo, vierte ambas mezclas en una botella de vidrio de un cuarto de litro y añádele agua destilada hasta llenarla por completo.
4. Agita bien la botella y rocíate el pelo húmedo o seco. Estrújatelo suavemente con los dedos, de la punta a la raíz, y sécatelo con el secador o el difusor.

Pomada para facilitar el peinado

USO TÓPICO

Es segura a partir de los dos años.

Esta sencilla pomada ayuda a mantener el pelo en su sitio, y se le puede dar más fuerza añadiendo dos cucharadas más de cera de abeja. Sus ingredientes acondicionadores y estimulantes ayudan a mantener la calidad, la suavidad y el brillo del pelo.

1. En una sartén y a fuego lento, derrite la manteca de karité y la cera de abeja.
2. Una vez derretidas, retira la sartén del fuego y añade el polvo de arruruz, el aceite de semillas de cáñamo y los aceites esenciales. Remuévelo bien para que se mezcle todo.
3. Pon la mezcla en un tarro de vidrio con tapa hermética de 240 mililitros y déjalo en el congelador unos veinte minutos para que la mezcla se endurezca.
4. Saca la cantidad equivalente a un guisante y deja que se derrita entre las palmas de las manos antes de aplicártela al pelo. Péinate como de costumbre.

Para unos 210 ml

¼ de taza más 2 cucharadas de manteca de karité

¼ de taza de cera de abeja

1 cucharada de polvo de arruruz

¼ de taza de aceite de semillas de cáñamo

15 gotas de aceite esencial de madera de cedro del Atlas

13 gotas de aceite esencial de rosalina

5 gotas de aceite esencial de aguja de abeto

Crema de afeitar relajante

USO TÓPICO

Se puede usar a cualquier edad.

Hacerte tus propios artículos de aseo personal te puede parecer una tarea que te supere, pero muchos de los productos que utilizas tienen ingredientes comunes. Esta receta se elabora como la manteca corporal batida, pero también contiene jabón de Castilla líquido y glicerina vegetal. Es una crema perfecta para las piernas, pero si piensas usarla también para la cara, te recomiendo que prescindas del jabón de Castilla, porque puede resecar la piel sensible.

Para unos 180 ml de crema batida

¼ de taza de aceite de coco no refinado

¼ de taza de aceite de karité

2 cucharadas de aceite de Castilla líquido

2 cucharadas de glicerina vegetal

2 cucharadas de aceite de semillas de cáñamo

1 cucharada de arcilla

20 gotas de aceite esencial de lavanda

10 gotas de aceite esencial de manzanilla romana

1. En una sartén y a fuego lento, derrite el aceite de coco y la manteca de karité.
2. En un cuenco de tamaño medio, mezcla el jabón de Castilla líquido y la glicerina vegetal.
3. Añade el aceite de semillas de cáñamo y la arcilla a la mezcla jabonosa y remuévelo todo para que se mezcle bien.
4. Cuando el aceite de coco y la manteca de karité estén ya derretidos, retira la sartén del fuego y vierte su contenido en el cuenco con el resto de los ingredientes (excepto los aceites esenciales). Remuévelo todo para mezclarlo bien.
5. Deja que la crema de afeitar se enfríe durante un par de horas.
6. Cuando la mezcla tenga una consistencia medianamente firme, bátela con la batidora de mano hasta conseguir una crema de afeitar esponjosa.
7. Añade los aceites esenciales y sigue batiendo unos segundos más para que se mezclen con la crema.

8. Échate crema en las manos y frótate la piel. Aplícate después el aceite reparador de irritaciones para después del afeitado (véase la página 183) para que la piel se mantenga suave, flexible y sin irritaciones provocadas por la maquinilla. Guarda la mezcla en una botella de cuello flexible en un lugar fresco y oscuro para evitar que se vuelva líquida.

Consejo: Los aceites y la manteca pueden obstruir las cuchillas. Cuando vayas a ducharte, ten a mano un vaso con agua caliente para lavar las cuchillas entre las diferentes pasadas.

Aceite reparador de irritaciones para después del afeitado

USO TÓPICO

Es seguro a partir de los dos años.

El secreto para evitar irritaciones, hinchazones e infla-maciones de la piel es triple: exfoliar, afeitar e hidratar. Este aceite para después del afeitado constituye un hidratante suavizante y sanador para combatir cual-quier irritación.

1. En un cuenco de tamaño medio, mezcla el aceite portador con los aceites esenciales.
2. Pon la mezcla en una botella de loción con espray (u otra que tú prefieras).
3. Masajéate la piel que te acabas de afeitar con una o dos gotas para la cara, dos o tres para la zona del bikini y cinco o seis para las piernas. Guarda la mezcla en un lugar fres-co y oscuro.

Para 60 ml

2 cucharadas de aceite de semillas de cáñamo

1 cucharada de aceite de semillas de calabaza

1 cucharada de aceite de argán

20 gotas de aceite esen-cial de naranja dulce

15 gotas de aceite esen-cial de rosalina

10 gotas de aceite esen-cial de manzanilla romana

Exfoliante de azúcar de pastel de cumpleaños

USO TÓPICO

Es seguro a partir de los dos años.

La exfoliación es fundamental para tener una piel suave y elástica. Los exfoliantes de azúcar son la forma que más me gusta de eliminar las células muertas de la piel para que esta se hidrate de nuevo. Para mi cumpleaños siempre me doy el capricho de este exfoliante de azúcar de pastel de cumpleaños. Suaviza la piel áspera y deja un aroma muy agradable.

1. En un cuenco de tamaño medio, mezcla todos los ingredientes, removiéndolos bien.
2. Masajéate la piel con el exfoliante y enjuágate con agua caliente. (Ten cuidado, porque la bañera puede estar resbaladiza). Guarda la mezcla en un tarro de vidrio con tapa hermética.

Para unos 250 ml

1 taza de azúcar
¼ de taza de aceite de coco no refinado y derretido
Granas coloreadas con tintes naturales
20 gotas de aceite esencial de vainilla

Consejo: ¿No tienes azúcar? La sal sirve igualmente para este exfoliante.

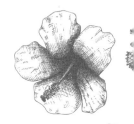

CAPÍTULO 9
Para la casa

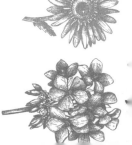

Limpiacristales de naranja

PARA LA LIMPIEZA

Es seguro para cualquier edad.

La limpieza de cristales y espejos puede marcar una gran diferencia en tu casa. Este limpiacristales a base de naranja es fácil de elaborar y limpia las superficies de cristal sin dejar manchas.

1. Mezcla los ingredientes en una botella de litro con espray y agítala bien para que se mezclen.
2. Rocía la superficie de cristal y sécala con papel de periódico reciclado, un trapo de microfibra o toallitas higiénicas.

Para más o menos 1 litro

3 tazas de agua

¼ de taza más 2 cucharadas de alcohol desinfectante

¼ de taza más 2 cucharadas de vinagre blanco destilado

½ cucharadita de aceite esencial de naranja

Espray de limón para el polvo

PARA LA LIMPIEZA

Es seguro para cualquier edad.

El aceite esencial de limón disuelve la grasa, desinfecta e impregna la casa del aroma de limones recién exprimidos. Este espray a base de limón te limpiará e hidratará cualquier superficie de madera.

1. En una botella de medio litro, mezcla el aceite de oliva, el vinagre y el aceite esencial de limón. Agita suavemente la botella para que los ingredientes se mezclen bien.
2. Añade agua destilada hasta llenar por completo la botella.
3. Agítala bien y rocía las superficies de madera. Sécalas con un paño de microfibra.

Para más o menos medio litro

2 cucharaditas de aceite de oliva

¼ de taza de vinagre blanco destilado

20 gotas de aceite esencial de limón

Completar con agua destilada

Limpiador multiusos

Es seguro para cualquier edad.

La base de este limpiador multiusos es el alto pH del jabón de Castilla, el bórax y el carbonato sódico, una base que obra el milagro. (Evita las recetas de limpieza en que se mezcle jabón de Castilla y vinagre, porque la acidez de este último neutraliza el jabón). Los de lavanda y bergamota son aceites esenciales antisépticos por naturaleza y eliminan la grasa, quitan las manchas y desinfectan las superficies.

1. Mezcla el agua caliente, el carbonato sódico, el bórax y el jabón de Castilla en un cuenco, removiéndolo todo hasta que se disuelva.
2. Pon la mezcla en una botella de medio litro con espray, dejando espacio suficiente para añadir los aceites esenciales. Añádelos, cierra la botella y agítala suavemente para que todo se mezcle bien.

Para más o menos medio litro

2 tazas de agua caliente

½ cucharadita de carbonato sódico

1 cucharadita de bórax

1 cucharadita de jabón de Castilla líquido

20 gotas de aceite esencial de bergamota

10 gotas de aceite esencial de lavanda

Consejo: Usa este limpiador multiusos para toda la casa, desde el baño hasta la cocina, las alfombras y el suelo, incluso para el coche.

Solución de limón y pino para fregar el suelo de madera

PARA LA LIMPIEZA

Es segura para cualquier edad.

La lejía oxigenada es uno de los productos de limpieza que más me gustan. Deja la ropa blanca de un blanco perfecto, elimina los malos olores del eliminador de desechos y el cubo de la basura, y desinfecta las superficies de la casa. Esta solución para la fregona limpia el suelo más sucio y deja en la casa el clásico aroma a pino y limón.

Para 1 dosis

1 cubo de más o menos
5 litros
2 cucharadas de lejía oxigenada
20 gotas de aceite esencial de limón
20 gotas de aceite esencial de pino
5 litros de agua caliente

1. En el cubo pon y remueve la lejía oxigenada y los aceites esenciales.
2. Llena el cubo con el agua caliente y remueve para disolverlo todo.
3. Friega los suelos.

Friegasuelos suave de limón y árbol de té

PARA LA LIMPIEZA

Es seguro para cualquier edad.

Llevo unos diez años usando esta suave receta de friegasuelos, y nunca me ha fallado. Tiene propiedades antibacterianas y antifúngicas, que lo convierten en el producto perfecto para limpiar el baño y blanquear las juntas de los azulejos, la bañera, el inodoro y el lavabo. También es bueno para eliminar el moho, los hongos y otras bacterias que acechan en las zonas húmedas.

Para unas 4 tazas

½ taza de agua
3 tazas de bicarbonato sódico
½ taza de jabón de Castilla líquido
25 gotas de aceite esencial de limón
40 gotas de aceite esencial de árbol de té
½ cucharadita de aceite esencial de naranja dulce

Consejo: Para blanquear y abrillantar las superficies, pon friegasuelos en las manchas de moho y las juntas de los azulejos. Déjalo veinte minutos y después aclara las superficies con agua.

1. En un cuenco grande, mezcla el bicarbonato sódico, el jabón de Castilla, el agua y los aceites esenciales, removiéndolo para que todo se mezcle bien.
2. Observa dónde debes aplicar la mezcla y hazlo usando la cara rasposa de la esponja. Guarda la mezcla en un tarro de vidrio con tapa hermética.

Insecticida de naranja y madera de cedro para la casa y el jardín

PARA LA LIMPIEZA

Es seguro para cualquier edad.

El verano significa diversión al aire libre y cuidado del jardín, pero también significa todo tipo de insectos. Este espray se puede usar dentro o fuera de casa, aplicado directamente a las plantas o a su alrededor. Acaba con todos los bichos, incluidos los buenos, como las abejas y las mariposas, por lo que conviene tener cuidado con dónde se aplica. Yo lo utilizo para acabar con las hormigas, las orugas, las moscas, los tábanos y los mosquitos.

Para más o menos 1 litro

¼ de taza de aceite de Castilla líquido

1 cucharadita de aceite esencial de naranja dulce

1 cucharadita de aceite esencial de madera de cedro

Completar con agua destilada

1. Mezcla los ingredientes en una botella de litro con espray y agítala para que se mezclen bien.
2. Rocía directamente sobre los insectos no deseados o haz esta mezcla en una pila grande con agua hirviendo para ir vertiéndola después sobre las colonias de hormigas.

Reparador/desodorante para las alfombras y la cama

PARA LA LIMPIEZA

Es seguro para cualquier edad.

Es muy fácil y económico elaborar tu propio reparador de alfombras a base de bicarbonato sódico. Solo se necesitan tres ingredientes y también se puede usar para orear los colchones.

1. Mezcla los aceites esenciales con el bicarbonato sódico en un tarro de especias reciclado, tápalo y agítalo para que el aroma impregne el bicarbonato sódico.
2. Espolvorea con la mezcla las alfombras o los colchones y déjala ahí durante treinta minutos, antes de pasar la aspiradora para eliminar el polvo.

Para 1 taza

15 gotas de aceite esencial de pomelo

15 gotas de aceite esencial de lavanda

Completar con bicarbonato sódico

Consejo: Para que el colchón desprenda un olor relajante que facilite el sueño, sustituye el aceite esencial de pomelo por aceite esencial de manzanilla romana.

Quitamanchas para las alfombras y la tapicería

PARA LA LIMPIEZA

Es seguro para cualquier edad.

Con cinco mascotas y un niño, he llegado a dominar el arte de eliminar las manchas de las alfombras y los muebles. Esta mezcla usa las propiedades desodorantes de la lejía oxigenada, el aceite esencial de limón y el de rosalina para quitar efectivamente las manchas de las alfombras, erradicar el olor de las mascotas y refrescar las telas.

Para 1 dosis

2 tazas de agua caliente

2 cucharaditas de lejia oxigenada

10 gotas de aceite esencial de limón

10 gotas de aceite esencial de rosalina

1. Mezcla el agua caliente y la lejía oxigenada en un cuenco, y remuévelas hasta conseguir una textura homogénea.
2. Pon la mezcla anterior en una botella de medio litro y añade los aceites esenciales.
3. Agítala antes de usar la mezcla. Rocía con el espray de la botella las alfombras, tapicerías y todo tipo de tela hasta que las manchas queden completamente cubiertas. Déjalo así diez minutos y después friégalo hasta que quede limpio. La mezcla se puede usar también con la aspiradora de vapor.

Lavavajillas de romero y bergamota

PARA LA LIMPIEZA

Es seguro a partir de los seis años.

He probado muchas recetas de lavavajillas caseras, y ninguna me ha impresionado. Eran demasiado líquidas, mezclaban vinagre con jabón de Castilla (iah, eso sí que no!) o no eliminaban del todo la grasa. Este lavavajillas es para mí la gloria de la limpieza. Tiene la espuma exacta, quita la grasa y limpia los platos sin dejar ningún residuo. La sal es importante en esta receta porque espesa el lavavajillas; evita que quede demasiado diluido.

1. En un vaso medidor de vidrio, mezcla el agua caliente y la sal. Remueve hasta que esta esté disuelta.
2. En un cuenco de tamaño medio, mezcla el limpiador biodegradable del Dr. Bronner, el vinagre y el ácido cítrico.
3. Poco a poco vierte el agua salada en la mezcla del limpiador biodegradable, hasta que espese.
4. Añade los aceites esenciales y guarda la mezcla en una botella de lavavajillas reciclada.

Para unos 360 ml

½ taza de agua destilada caliente

2 cucharaditas de sal

½ taza de limpiador biodegradable del Dr. Bronner

½ taza de vinagre blanco destilado

1 cucharadita de ácido cítrico o zumo de limón

10 gotas de aceite esencial de romero

10 gotas de aceite esencial de bergamota

Consejo: Para mejorar su capacidad desinfectante, sustituye los aceites esenciales por veinte gotas de la mezcla plaguicida para difusor (véase la página 101).

Polvos de lavanda y limón para el lavaplatos

PARA LA LIMPIEZA

Es seguro para cualquier edad.

He hecho en casa lavavajillas líquido y en tabletas, pero nada es más fácil de elaborar ni funciona tan bien como estos polvos. Su mezcla de ingredientes naturales arranca los restos de comida y la grasa de los platos, de modo que estos quedan impolutos.

1. Mezcla los ingredientes en polvo y remuévelos con una cuchara.
2. Añade los aceites esenciales y remueve hasta que desaparezcan los grumos.
3. Utiliza una o dos cucharadas de los polvos para cada ciclo de lavado.

Para 5 tazas

2 tazas de carbonato sódico

2 tazas de lejía oxigenada

1 taza de bórax

20 gotas de aceite esencial de lavanda

20 gotas de aceite esencial de limón

Espray primaveral para telas y habitaciones

PARA LA LIMPIEZA, USO AROMÁTICO

Es seguro para cualquier edad.

Este espray aporta a tu casa la frescura de la primavera. También lo puedes aplicar a la ropa de vestir, que, antes de ponértela de nuevo, dejarás diez minutos en la secadora para que se refresque y desarrugue.

1. En una botella de 120 mililitros con espray, mezcla el hamamelis con los aceites esenciales. Agita con suavidad la botella para que todo se mezcle bien.
2. Añade agua destilada para acabar de llenar la botella.
3. Agítala bien y pulveriza al aire y sobre los muebles y la cama (almohadas, sábanas, mantas, colchón y cortinas). Guarda la mezcla en un lugar fresco y oscuro.

Para 120 ml

¼ de taza de hamamelis

60 gotas de aceite esencial de pomelo

60 gotas de aceite esencial de bergamota

30 gotas de aceite esencial de cilantro

30 gotas de aceite esencial de rosalina

Completar con agua destilada

Espray popurrí euca-citro-licioso

Para 120 ml

Es seguro a partir de los seis años.

25 gotas de aceite esencial de eucalipto

La magia que esconde este espray es que forma una capa de aceite esencial sobre el agua del inodoro antes de usarlo, una capa debajo de la cual quedan atrapados los malos olores, de modo que acaba con ellos.

25 gotas de aceite esencial de limón

25 gotas de aceite esencial de bergamota

25 gotas de aceite esencial de pomelo

Completar con
Hamamelis

1. Pon los aceites esenciales en una botella de 120 mililitros con espray. Agítala suavemente para que se mezclen bien.
2. Añade hamamelis hasta llenar por completo la botella y tápala.
3. Antes de usar el aseo, agita bien la botella y rocía el inodoro con la mezcla entre ocho y diez veces. Los aceites esenciales se dispersarán sobre el agua, creando una aromática barrera protectora. Guarda la botella en un lugar fresco y oscuro.

Consejo: Lleva una botella en tu bolso o mochila y úsala en los baños públicos o en la oficina.

Desodorante fresco de limón para la eliminación de desechos

PARA LA LIMPIEZA

Es seguro para cualquier edad.

La piel de los cítricos contiene aceites esenciales; de ahí que se prense en frío en lugar de usar la destilación a vapor. Puedes usar estas pieles como una forma sencilla, económica y efectiva de limpiar y desodorizar el eliminador de desechos de la cocina.

Con el grifo del fregadero abierto, echa unos cuantos trozos en el eliminador de desechos mientras esté en marcha.

Para 1 dosis

Piel fresca de limón cortada a trozos de 2,5 cm

Consejo: Todas las pieles de cítricos contienen los aceites esenciales de su fruto. Por lo tanto, puedes sustituir la piel de limón por la de cualquier otro cítrico.

Tabletas desodorantes para el cubo de la basura

PARA LA LIMPIEZA

Son seguras para cualquier edad.

El bicarbonato sódico es uno de los mejores limpiadores naturales cuando se trata de eliminar los malos olores de la casa. Mezclado con los aromas refrescantes de la hierba de limón y la lavanda, estas tabletas garantizan que el cubo de la basura nunca va a oler igual.

Para entre 6 y 8 tabletas

1 taza de bicarbonato sódico
10 gotas de aceite esencial de hierba de limón
20 gotas de aceite esencial de lavanda
4 cucharadas de agua
Moldes de silicona o para panecillos de ¼ de taza de capacidad.

1. Con unos guantes de goma o látex puestos, mezcla el bicarbonato sódico y los aceites esenciales en un cuenco de tamaño medio, deshaciendo con los dedos todos los grumos que se formen.
2. Añade el agua a la mezcla cucharada a cucharada, y sigue mezclando sin quitarte los guantes hasta que se compacte (como una bola de nieve) sin que se desmenuce.
3. Pon la mezcla en los moldes de silicona o los de panecillos, presiónala con fuerza y deja que se seque y endurezca toda la noche.
4. Antes de poner una bolsa nueva, coloca en el fondo del cubo de la basura una tableta. Cambia las tabletas una vez a la semana.

Limpiador para el tapizado

Es seguro para cualquier edad.

Cuando mi hijo era aún un bebé, compré unas sillas de color crema para el comedor. Después de nuestra primera comida (unos espaguetis) me di cuenta de que había cometido un error. Fue entonces cuando se me ocurrió esta receta para un limpiador natural del tapizado. Hizo milagros; devolvió a mis sillas salpicadas de salsa roja su gloria original.

Para ½ litro

2 copas de agua destilada

2 cucharadas de jabón de Castilla líquido

2 cucharadas de carbonato sódico

25 gotas de aceite esencial de mejorana dulce

25 gotas de aceite esencial de limón

1. En un vaso medidor de vidrio, mezcla el agua destilada, el jabón de Castilla y el carbonato sódico, y remueve bien hasta que todo esté disuelto.
2. Pon la mezcla de jabón y los aceites esenciales en una botella de medio litro con espray. Tápala y agítala para que emulsione su contenido.
3. Rocía las manchas de los tapizados y deja que se empapen durante treinta minutos antes de frotar y secar el tapizado con una manopla o una esponja secas.

Velas de citronela y madera de cedro

USO AROMÁTICO

Son seguras para cualquier edad.

Las velas de citronela alejan a los mosquitos mientras disfrutas del verano en tu patio trasero. Estas velas caseras son económicas y muy fáciles de elaborar. Vierte la mezcla de ceras en latas y no en tarros de cristal si las velas van destinadas al aire libre como repelente de insectos. Llévatelas al camping, *los picnics o la playa.*

1. En una sartén y a fuego lento, derrite la cera de soja y la de abeja.
2. Una vez derretidas, retira la sartén del fuego y añade los aceites esenciales.
3. Coloca la mecha en el recipiente que hayas elegido.
4. Vierte la mezcla en los tarros o las latas y deja que se enfríe y endurezca.

Para más o menos medio litro

1 taza de copos de cera de soja
1 taza de cera de abejas
100 gotas de aceite esencial de citronela
80 gotas de aceite esencial de madera de cedro
Mechas de vela
Tarros o latas reciclados para colocar las velas

Consejo: Mientras se enfría la cera, coloca un cuchillo de mantequilla cruzado sobre el tarro o la lata para sostener la mecha hasta que la cera se endurezca.

Detergente para la lavadora

PARA LA LIMPIEZA

Es seguro para cualquier edad.

Hay muchas formas de elaborar tu propio detergente, pero esta receta está pensada para personas muy atareadas que no tienen tiempo para disolver los ingredientes cada vez que tengan que poner la lavadora. Es, además, un detergente seguro para las lavadoras de alta eficiencia y se puede usar para lavar pañales de tela.

1. En un cuenco grande, mezcla los ingredientes en polvo con una batidora.
2. Añade los aceites esenciales y sigue removiendo hasta que no queden grumos.
3. Utiliza un cuarto de taza de detergente en polvo por lavado. Guarda el resto en un recipiente hermético donde tengas la lavadora.

Para 8 tazas

1 taza de copos de jabón

1 taza de lejía oxigenada

3 tazas de carbonato sódico

1 taza de bórax

2 tazas de bicarbonato sódico

40 gotas de aceite esencial de pomelo

40 gotas de aceite esencial de rosalina

Consejo: Si quieres que la ropa te quede aún más suave, añade una taza de sal de helado. El vinagre blanco destilado, que también se puede añadir como suavizante de la ropa, se enjuaga y no deja olor a vinagre en la ropa.

Lejía casera alternativa

Es segura para cualquier edad.

Cuando decidí librarme de los productos de limpieza tóxicos de casa, la lejía fue el primero en desaparecer, porque su uso repetido puede provocar muchos problemas de salud. Esta lejía casera alternativa hace todo lo que la lejía puede hacer, pero sin sus emanaciones tóxicas.

Para unos 2 litros

¾ de taza de peróxido de hidrógeno (al 3 %)

¼ de taza de zumo de limón

1 cucharada de ácido cítrico

20 gotas de aceite esencial de limón

Completar con agua destilada

1. Mezcla el peróxido, el zumo de limón, el ácido cítrico y el aceite esencial en una garrafa de vidrio oscuro de unos dos litros.
2. Añade agua destilada hasta completar la garrafa. Tápala y agítala con suavidad para que se mezcle bien su contenido.
3. Agita siempre antes de usar la lejía alternativa y utiliza esta como lo harías con cualquier otra comercial: en la colada para la ropa blanca, en el baño y la cocina para desinfectar y en el lavaplatos para que ayude a enjuagar. Guarda la garrafa en un lugar fresco y oscuro.

«Hojas para secadora» de ensueño a base de lavanda

USO AROMÁTICO

Son seguras para cualquier edad.

Los aceites esenciales pueden dar a la colada ese olor fresco de las láminas. Estas «hojas para secadora» no solo son asequibles sino también respetuosas con el medioambiente.

Añade los aceites esenciales a la toallita húmeda y echa esta en la colada durante los diez últimos minutos del ciclo de secado.

Para 1 dosis

1 toallita limpia húmeda

5 gotas de aceite esencial de lavanda

3 gotas de aceite esencial de vainilla

Abrillantador de muebles a base de limón

Es seguro para cualquier edad.

Tal vez sean mis orígenes griegos, pero siempre he usado el aceite de oliva de muchas formas en toda la casa. Este abrillantador de muebles a base de limón limpia y acondiciona tus muebles de madera, dejando un aroma fresco y seductor.

1. Bate el aceite de coco y el de oliva con un tenedor.
2. Añade el aceite esencial y remueve la mezcla.
3. Toma una pequeña cantidad y abrillanta los muebles de madera con un paño de microfibra y movimientos circulares hasta sacarles brillo.

Para 120 ml

2 cucharadas de aceite de coco no refinado

12 gotas de aceite de oliva

9 gotas de aceite esencial de limón

Consejo: El aceite de jojoba en realidad no es aceite. Es una cera líquida que va bien para los muebles y los suelos de madera, y en esta receta puede sustituir al aceite de oliva.

Glosario

ANALGÉSICO: alivia el dolor.

ANTIBACTERIANO: combate el desarrollo de las bacterias.

ANTIDEPRESIVO: ayuda a paliar la depresión y levantar el ánimo.

ANTIESPASMÓDICO: alivia los espasmos musculares.

ANTIFÚNGICO: evita el crecimiento de los hongos.

ANTIINFLAMATORIO: reduce la inflamación y la hinchazón.

ANTISÉPTICO: evita la propagación de las bacterias y los virus.

ANTITUSIVO: previene y alivia la tos.

ASTRINGENTE: retrae los tejidos y puede producir una acción cicatrizante, antiinflamatoria y antihemorrágica.

CARMINATIVO: favorece la disminución de la formación de gases en el tubo digestivo; alivia el dolor de estómago y los problemas de digestión.

CICATRIZANTE: ayuda a cicatrizar las heridas.

DEPURATIVO: elimina las toxinas del cuerpo.

DIAFORÉTICO: provoca la secreción de sudor.

DIURÉTICO: ayuda al cuerpo a eliminar el líquido y la sal sobrantes.

EMENAGOGO: favorece la menstruación.

EXPECTORANTE: contribuye a eliminar las mucosidades de los pulmones.

FEBRÍFUGO: reduce la fiebre.

NERVINO: tonifica y calma los nervios.

SEDATIVO: calma la excitación y favorece el sueño.

VULNERARIO: cura llagas y heridas.

Kit de viaje

Los viajes nos pasan factura a todos, pero un kit de aceites bien planificado puede marcar la diferencia entre un viaje placentero y otro agotador. Muchas de las recetas que se explican en este libro son transportables si se utilizan para ellas recipientes adecuados para viajar (infórmate sobre las normas al respecto de la compañía aérea con la que vayas a volar), entre ellos los *roll-ons*, los inhaladores personales y las pomadas. Yo siempre llevo en mi kit de viaje tres o cuatro de mis aceites esenciales favoritos en botellas de 15 mililitros. Son tantos los usos que se les pueden dar que nunca sé cuándo podría necesitar alguno de ellos.

Aceite esencial de lavanda: la versatilidad de la lavanda la hace ideal para los viajes. Inhalada puede calmar los nervios, aliviar la ansiedad y ayudar a relajar la mente y el cuerpo para conciliar mejor el sueño. Por su naturaleza antiséptica, un par de gotas de lavanda, diluidas en gelatina de aloe vera o aceite de coco fraccionado, pueden limpiar y curar heridas. Para descansar mejor por la noche en el hotel, echa en la bañera entre seis y ocho gotas del preparado. Para repeler los mosquitos, añade un par de gotas al agua con que limpies las sillas del *camping*.

Aceite esencial de menta: el olorcillo de la menta puede remediar los mareos, los dolores de cabeza y el aturdimiento debidos al movimiento. Diluye dos gotas de este aceite y aplícalo a las picaduras de insectos para evitar que te escuezan. Pon una gota en un pañuelo de papel y colócalo en la salida del aire acondicionado de modo que el aceite se esparza por todo el coche. Con cinco gotas de aceite de menta, cinco gotas del de lavanda y cinco gotas del de rosalina por 30 mililitros (dos cucharadas) de aceite de coco, obtendrás un preparado listo para aplicar frotando sobre la zona del cuerpo afectada.

Aceite esencial de rosalina: también llamada *árbol de té de lavanda*, la rosalina puede producir los mismos efectos que los aceites esenciales de lavanda, árbol de té y eucalipto. La mezcla de nueve gotas de rosalina por 30 mililitros (dos cucharadas) de gelatina de aloe vera te servirá para limpiar de gérmenes y bacterias cualquier batidora. Antiséptica y antiinflamatoria por naturaleza, la rosalina, debidamente diluida, también se puede usar para limpiar y curar las heridas, tratar localmente los granos de acné y aliviar el agarrotamiento muscular. Para ventilar el aire cargado del coche, pon una gota en un pañuelo de papel y colócalo en la salida del aire acondicionado.

Aceite de coco fraccionado: siempre llevo conmigo una botellita de 100 mililitros para diluir aceites esenciales para uso tópico. El de coco fraccionado también se puede usar de base en aceites para masajes, *roll-ons* de aromaterapia, baños rápidos, lociones o cremas hidratantes relajantes y bálsamos para la piel.

Gelatina de aloe vera: también llevo siempre una botella de 100 mililitros de esta gelatina. La gelatina de aloe vera se diluye con rapidez en el agua y, mezclada con un emulsionante, forma un gel con el que, añadiéndole agua, podrás diluir fácilmente aceites esenciales para obtener geles para las manos y la cara, baños o duchas rápidos, hidratantes no grasos y remedios para los picores.

Recursos

Si estás iniciando el camino de la aromaterapia, dispones de muchos y magníficos recursos, entre ellos escuelas de aromaterapia o comercios y sitios *online* donde adquirir aceites esenciales. Los que siguen son algunos de los recursos que considero de mayor importancia y utilidad y que te ayudarán a aprovechar mejor los aceites esenciales.

Alliance of International Aromatherapists (www.Alliance-Aromatherapists.org)
El objetivo de esta organización sin ánimo de lucro es avanzar en la investigación sobre aromaterapia, promover el uso responsable de los aceites esenciales y establecer y mantener estándares educativos profesionales.

Anthis, Christina. *The Complete Book of Essential Oils for Mama and Baby: Safe and Natural Remedies for Pregnancy, Birth, and Children.* Emeryville: Althea Press, 2017.
Si tú o alguna conocida tuya estáis embarazadas, sois madres lactantes o tenéis hijos, en mi libro encontraréis multitud de recetas y muchísima información sobre el uso seguro de los aceites esenciales para todas las edades.

Mountain Rose Herbs (www.MountainRoseHerbs.com)
En Mountain Rose Herbs encontrarás una fuente de hierbas orgánicas, aceites esenciales, aceites portadores y otros ingredientes necesarios para elaborar productos destinados al aseo personal y a los cosméticos, todo ello garantizado al cien por cien y respetuoso con el medioambiente.

National Association For Holistic Aromatherapy (NAHA.org)
Esta asociación sin ánimo de lucro y financiada por sus propios miembros ofrece una extensa variedad de conocimientos sobre aromaterapia, entre ellos información científica, datos sobre seguridad, recursos educativos, estándares profesionales y una lista de aromaterapeutas acreditados.

Plant Therapy Essential Oils (www.PlantTherapy.com)

Plant Therapy es una de las fuentes en las que más confío para todo lo relativo a los aceites esenciales. Es un recurso asequible sobre aceites esenciales, aceites portadores y accesorios de aromaterapia, todo ello de la máxima calidad. La empresa colaboró con Robert Tisserand en la elaboración de la serie de mezclas de aceites esenciales Kidsafe®, especialmente pensada para los niños.

Tisserand, Robert y Rodney Young. *Essential Oil Safety: A Guide for Health, 2nd Edition.* Filadelfia: Churchill Livingstone, 2013.[*]

Libro exhaustivo y actualizado sobre los estándares de seguridad para los aceites esenciales. Contiene perfiles químicos, además de datos y recomendaciones sobre seguridad.

---

[*] N. del T.: El libro no está traducido al castellano, pero sí lo están otros dos de R. Tisserand: *La curación por los olores*, 1983, Ediciones Martínez Roca, y *El arte de la aromaterapia*, 2002, con varias ediciones posteriores, Ediciones Paidós Ibérica.

Referencias

Alliance of International Aromatherapists. «Aromatherapy». Consultado el 20 de abril de 2019. www.alliance-aromatherapists.org/aromatherapy.

Bauer, Brent. «What Are the Benefits of Aromatherapy?». *Mayo Clinic Consumer Health*. Consultado el 22 de abril de 2019. www.mayoclinic.org/healthy-lifestyle/consumer-health/expert-answers/aromatherapy/faq-20058566.

Ben-Arye, E., N. Dudai, A. Eini, M. Torem, E. Schiff y Y. Rakover. «Treatment of Upper Respiratory Tract Infections in Primary Care: A Randomized Study Using Aromatic Herbs». *Evidence-Based Complementary and Alternative Medicine* 2011 n.º 690346 (2011): 7. doi: org/10.1155/2011/690346.

Bensouilah, Janetta y Philippa Buck. *Aromadermatology: Aromatherapy in the Treatment and Care of Common Skin Conditions*. Routledge, 2001. Edición Kindle.

Berdejo, D., B. Chueca, E. Pagán, A. Renzoni, W. L. Kelley, R. Pagán y D. García-Gonzalo. «Sub-Inhibitory Doses of Individual Constituents of Essential Oils Can Select for *Staphylococcus aureus* Resistant Mutants». *Molecules* 24, n.º 1 (enero de 2019): 170. doi: 10.3390/molecules24010170.

Borges, A., A. Abreu, C. Dias, M. J. Saavedra, F. Borges y M. Simões. «New Perspectives on the Use of Phytochemicals as an Emergent Strategy to Control Bacterial Infections Including Biofilms». *Molecules* 21, no. 7 (julio de 2016): 877. doi: 10.3390/molecules21070877.

Buckle, Jane. *Clinical Aromatherapy: Essential Oils in Healthcare*. 3.ª ed. Filadelfia: Churchill Livingstone, 2014.

Catty, Suzanne. *Hydrosols: The Next Aromatherapy*. Rochester: Healing Arts Press, 2001.

Choi, S., P. Kang, H. Lee y G. Seol. «Effects of Inhalation of Essential Oil *of Citrus aurantium* L. var. *amara* on Menopausal Symptoms, Stress, and Estrogen in Postmenopausal Women: A Randomized Controlled Trial». *Evidence-Based Complementary and Alternative Medicine* 2014, n.º 796518 (2014): 7. doi: 10.1155/2014/796518.

Clark, Demetria. *Aromatherapy and Herbal Remedies for Pregnancy, Birth, and Breast-feeding*. Summertown: Healthy Living Publications, 2015.

Clark, Marge. *Essential Oils and Aromatics: A Step-by-Step Guide for Use in Massage and Aromatherapy*. Amazon Digital Services LLC, 2013. Edición Kindle.

de Aguiar, F. C., A. L. Solarte, C. Tarradas, I. Luque, A. Maldonado, Á. Galán-Relaño y B. Huerta. «Antimicrobial Activity of Selected Essential Oils Against *Streptococcus suis* Isolated from Pigs». *Microbiology Open* 7, n.º 6 (marzo de 2018): 6. doi:10.1002/mbo3.613.

Deckard, Angela. «11 Proven Peppermint Essential Oil Benefits». *Healthy Focus*. Consultado el 21 de abril de 2019. healthyfocus.org/proven-peppermint-essential-oil-benefits.

Dennerlein, Roseann. «What Is a Clinical Aromatherapist?». *Oils of Shakan*. Consultado el 22 de abril de 2019. oilsofshakan.com/what-is-a-clinical-aromatherapist/.

Environmental Working Group. «Toxic Cleaner Fumes Could Contaminate California Classrooms». *Press Release*. Consultado el 22 de abril de 2019. www.ewg.org/news/news-releases/2009/10/28/toxic-cleaner-fumes-could-contaminate-california-classrooms.

Fifi, A. C., C. H. Axelrod, P. Chakraborty y M. Saps. «Herbs and Spices in the Treatment of Functional Gastrointestinal Disorders: A Review of Clinical Trials». *Nutrients* 10, n.º 11 (noviembre de 2018): 1715. doi: 10.3390/nu10111715.

Furlow, F. «The Smell of Love». *Psychology Today*. Consultado el 22 de abril de 2019. www.psychologytoday.com/us/articles/199603/the-smell-love.

Gattefossé, René-Maurice. *Gattefossé's Aromatherapy: The First Book on Aromatherapy*. 2.ª ed. Londres: Ebury Digital, 2012. Edición Kindle

Gatti, Giovanni y Renato Cajola. *The Action of Essences on the Nervous System*. Italia: 1923.

Hinton, D. E., T. Pham, M. Tran, S. A. Safren, M. W. Otto y M. H. Pollack. «CBT for Vietnamese Refugees with Treatment-Resistant PTSD and Panic Attacks: A Pilot Study». *Journal of Traumatic Stress* 17, n.º 5 (octubre de 2004): 429-433. doi:10.1023/B:JOTS.0000048956.03529.fa.

Hirsch, A. y J. Gruss. «Human Male Sexual Response to Olfactory Stimuli». *American Academy of Neurological and Orthopaedic Surgeons*.

Consultado el 22 de abril de 2019. aanos.org/human-male-sexual-response-to-olfactory-stimuli/.

Hüsnü Can Baser, K. y Gerhard Buchbauer. *Handbook of Essential Oils: Science, Technology, and Applications*. 2.ª ed. Boca Raton: CRC Press, 2015.

Inouye, Shigeharu, Toshio Takizawa y Hideyo Yamaguchi. «Antibacterial Activity of Essential Oils and Their Major Constituents Against Respiratory Tract Pathogens by Gaseous Contact». *Journal of Antimicrobial Chemotherapy* 47, n.º 5 (mayo de 2001): 565-573. doi:10.1093/jac.47.5.565.

Keim, Joni y Ruah Bull. *Aromatherapy & Subtle Energy Techniques: Compassionate Healing with Essential Oils*. CreateSpace, 2015.

Khadivzadeh, T., M. Najafi, M. Ghazanfarpour, M. Irani, F. Dizavandi y K. Shariati. «Aromatherapy for Sexual Problems in Menopausal Women: A Systematic Review and Meta-analysis». *Journal of Menopausal Medicine* 24, n.º 1 (abril de 2018): 56-61. doi: 10.6118/jmm.2018.24.1.56.

Kline, R. M., J. J. Kline, J. Di Palma y G. J. Barbero. «Enteric-Coated, Ph-Dependent Peppermint Oil Capsules for the Treatment of Irritable Bowel Syndrome in Children». *Journal of Pediatrics* 138, n.º 1 (enero de 2001): 125-128. www.ncbi.nlm.nih.gov/pubmed/11148527.

Knezevic, P., V. Aleksic, N. Simin, E. Svircev, A. Petrovic y N. Mimica-Dukic. «Antimicrobial Activity of *Eucalyptus camaldulensis* Essential Oils and Their Interactions with Conventional Antimicrobial Agents Against Multi-Drug Resistant Acinetobacter baumannii». *Journal of Ethnopharmacology* 178 (febrero de 2016): 125-136. doi: 10.1016/j.jep.2015.12.008.

Köse, E., M. Sarsilmaz, S. Meydan, M. Sönmez, I. Kus y A. Kavakli. «The Effect of Lavender Oil on Serum Testosterone Levels and Epididymal Sperm Characteristics of Formaldehyde Treated Male Rats». *European Review for Medical and Pharmacological Sciences* 15, n.º 5 (mayo de 2011): 538-542. www.ncbi.nlm.nih.gov/pubmed/21744749.

Koulivand, P. H., M. Khaleghi Ghadiri y A. Gorji. «Lavender and the Nervous System». *Evidence-Based Complementary and Alternative Medicine* 2013, n.º 681304 (2013): 10. doi:10.1155/2013/681304.

Lafata, Alexia. «How Our Sense of Smell Makes Us Fall In Love and Stay in Love». *Elite Daily*. Consultado el 22 de abril de 2019. www.elitedaily.com/dating/sense-of-smell-makes-us-love/1094795.

Lahmar, A., A. Bedoui, I. Mokdad-Bzeouich, Z. Dhaouifi, Z. Kalboussi, I. Cheraif, K. Ghedira y L. Chekir-Ghedira. «Reversal of Resistance in Bacteria Underlies Synergistic Effect of Essential Oils with Conventional Antibiotics». *Microbial Pathogenesis* 106 (mayo de 2017): 50-59. doi: 10.1016/j.micpath.2016.10.018.

Lawless, Julia. *The Encyclopedia of Essential Oils: The Complete Guide to the Use of Aromatic Oils in Aromatherapy, Herbalism, Health & Well-Being.* Berkeley: Conari Press, 2013.

Lee, K., E. Cho y Y. Kang. «Changes in 5-Hydroxytryptamine and Cortisol Plasma Levels in Menopausal Women After Inhalation of Clary Sage Oil». *Phytotherapy Research* 28, n.º 12 (diciembre de 2014): 1599-1605. doi: 10.1002/ptr.5163.

Lillehei, A. S. y L. L. Halcon. «A Systematic Review of the Effect of Inhaled Essential Oils on Sleep». *Journal of Alternative and Complementary Medicine* 20, n.º 6 (junio de 2014): 441-451. doi: 10.1089/acm.2013.0311.

Mojay, G. *Aromatherapy for Healing the Spirit: A Guide to Restoring Emotional and Mental Balance Through Essential Oils.* Londres: Gardners Books, 2005.

Morris, Edwin. *Scents of Time: Perfume from Ancient Egypt to the 21st Century.* Nueva York: The Metropolitan Museum of Art, 1999.

Nagai, K., A. Niijima, Y. Horii, J. Shen y M. Tanida. «Olfactory Stimulatory with Grapefruit and Lavender Oils Change Autonomic Nerve Activity and Physiological Function». *Autonomic Neuroscience* 185 (junio de 2014): 29-35. doi: 10.1016/j.autneu.2014.06.005.

National Association for Holistic Aromatherapy. «Safety Information». Consultado el 23 de abril de 2019. naha.org/explore-aromatherapy/safety.

Ostling, Michael. «Witches' Herbs on Trial». *Folklore* 125, n.º 2 (julio de 2014): 179-201. doi: 10.1080/0015587X.2014.890785.

Pertz, H., J. Lehmann, R. Roth-Ehrang y S. Elz. «Effects of Ginger Constituents on the Gastrointestinal Tract: Role of Cholinergic M3 and Serotonergic 5-HT3 and 5-HT4 receptors». *Planta Medica* 77, n.º 10 (julio de 2011): 973-978, doi: 10.1055/s-0030-1270747.

Prabuseenivasan, Seenivasan, Manickkam Jayakumar y Savarimuthu Ignacimuthu. «In Vitro Antibacterial Activity of Some Plant Essential Oils». *BMC Complementary and Alternative Medicine* 6, n.º 39 (noviembre de 2006): págs. 196-207. doi: 10.1186/1472-6882-6-39.

Price, Shirley. *Aromatherapy Workbook: A Complete Guide to Understanding and Using Essential Oils*. Amazon Digital Services LLC, 2012. Edición Kindle.

Raho, Bachir y M. Benali. «Antibacterial Activity of the Essential Oils from the Leaves of *Eucalyptus globulus* Against *Escherichia coli* and *Staphylococcus aureus*». *Asian Pacific Journal of Tropical Biomedicine* 2, no. 9 (septiembre de 2012): págs. 739–742. doi:10.1016/S2221-1691(12)60220-2.

Rose, J. y F. Behm. «Inhalation of Vapor from Black Pepper Extract Reduces Smoking Withdrawal Symptoms». *Drug and Alcohol Dependence* 34, no. 3 (febrero de 1994): págs 225–229. doi:10.1016/0376-8716(94)90160-0.

Schnaubelt, Kurt. *The Healing Intelligence of Essential Oils: The Science of Advanced Aromatherapy*. Rochester: Healing Arts Press, 2011.

Sienkiewicz, M., A. Głowacka, E. Kowalczyk, A. Wiktorowska-Owczarek, M. Jóźwiak-Bębenista y M. Łysakowska. «The Biological Activities of Cinnamon, Geranium and Lavender Essential Oils». *Molecules* 19, no. 12 (diciembre de 2014): 20929–40. doi:10.3390/molecules191220929.

Silva, G. L., C. Luft, A. Lunardelli, R. H. Amaral, D. A. Melo, M. V. Donadio, F. B. Nunes *et al.* «Antioxidant, Analgesic and Anti-Inflammatory Effects of Lavender Essential Oil». *Anais da Academia Brasileira de Ciências* 87, no. 2 (agosto de 2015): págs. 1397–1408. doi:10.1590/0001-3765201520150056.

Srivastava, J. K., E. Shankar y S. Gupta. «Chamomile: A Herbal Medicine of the Past with a Bright Future». *Molecular Medicine Reports* 3 (septiembre de 2010): págs. 895–901. doi:10.3892/mmr.2010.377.

Stea, Susanna, Alina Beraudi y Dalila De Pasquale. «Essential Oils for Complementary Treatment of Surgical Patients: State of the Art». *Evidence-Based Complementary and Alternative Medicine* 2014, no. 726341 (febrero de 2014): 6 págs. doi:10.1155/2014/726341.

Valnet, Jean. *The Practice of Aromatherapy: A Classic Compendium of Plant Medicines and Their Healing Properties*. Londres: Ebury Digital, 2012. Edición Kindle.

WebMD. «Growing Pains». Consultado el 22 de abril de 2019. www.webmd.com/children/guide /growing-pains#1.

Worwood, Valerie Ann. *Aromatherapy for the Healthy Child: More Than 300 Natural, Nontoxic, and Fragrant Essential Oil Blends*. Amazon Digital Services LLC, 2012. Edición Kindle.

Worwood, Valerie Ann. *The Fragrant Mind: Aromatherapy for Personality, Mind, Mood, and Emotion*. Londres: Ebury Digital, 2012. Edición Kindle.

Worwood, Valerie Ann. *Scents & Scentuality: Essential Oils & Aromatherapy for Romance, Love, and Sex*. Amazon Digital Services LLC: edición New World Library, 2012. Kindle.

Worwood, Valerie Ann. *Aceites esenciales y aromaterapia: guía completa con 800 recetas naturales para la salud, la belleza y el hogar*, 2020, Gaia Ediciones.

Yap, P. S., B. C. Yiap, H. C. Ping y S. H. Lim. «Essential Oils, A New Horizon in Combating Bacterial Antibiotic Resistance». *The Open Microbiology Journal* 8 (febrero de 2014): 6-14. doi: 10.2174/1874285801408010006.

Yap, P. S., S. H. Lim y B .C. Yiap. «Combination of Essential Oils and Antibiotics Reduce Antibiotic Resistance in Plasmid-Conferred Multidrug Resistant Bacteria». *Phytomedicine* 20, n.º 8-9 (junio de 2013): 710-713. doi: 10.1016/j.phymed.2013.02.013.

Yavari Kia, P., F. Safajou, M. Shahnazi y H. Nazemiyeh. «The Effect of Lemon Inhalation Aromatherapy on Nausea and Vomiting of Pregnancy: A Double-Blinded, Randomized, Controlled Clinical Trial». *Iranian Red Crescent Medical Journal* 16, n.º 3 (marzo de 2014): e14360. doi:10.5812/ircmj.14360.

Zainol, N. A., T. S. Ming y Y. Darwis. «Development and Characterization of Cinnamon Leaf Oil Nanocream for Topical Application». *Indian Journal of Pharmaceutical Sciences* 77, n.º 4 (julio–agosto de 2015): 422-433. www.ncbi.nlm.nih.gov/pubmed/26664058.

Índice de recetas

Índice de dolencias

Índice temático

Agradecimientos

Escribir un libro es una tarea fatigosa, y yo no lo podría haber hecho sin el cariño y el apoyo de muchas personas de mi vida. Quiero dar las gracias a mi hijo, Silas, por obrar el milagro de quererme todos y cada uno de los días. Clint Hill, no podría haber escrito este libro sin ti. Quiero darte las gracias por aguantar mis reiterados comentarios sobre aceites esenciales todos los días durante un mes, por seguir besándome todos los días, aunque no me hubiera duchado, y por tu inquebrantable confianza en mí y mis capacidades. Quiero agradecer de verdad a mi madre y a mi padre su apoyo permanente e inamovible en todo lo que me propongo. Sin vosotros, es posible que nunca hubiera llegado a ser escritora. Gracias por darme las herramientas que necesitaba para seguir mi camino y tener opinión e ideas propias. Mamá, tú me introdujiste en el maravilloso mundo de la escritura, y papá, tú me enseñaste a mirar el mundo desde la perspectiva de un ingeniero. Por último, no habría escrito ningún libro sin todas las extraordinarias personas de Callisto que trabajaron duro de verdad para que este libro se hiciera realidad. Vanessa Ta, eres una editora como una estrella del *rock*, y sin tu ayuda y tus esfuerzos incansables, tal vez nunca habría terminado este libro.

Sobre la autora

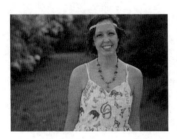

Christina Anthis es una madre soltera y la bloguera detrás de The Hippy Homemaker. Como aficionada al bricolaje comprometida y capacitada en aromaterapia y herboristería, se dedica a ayudar a otros a elaborar productos seguros y naturales para la salud y el cuidado del hogar con aceites esenciales. Christina, su hijo y su pareja, Clint, viven en Texas.